40岁女人的
健康枕边书

贾会云 ◎主编

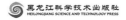
黑龙江科学技术出版社
HEILONGJIANG SCIENCE AND TECHNOLOGY PRESS

图书在版编目（CIP）数据

40 岁女人的健康枕边书 / 贾会云主编 . -- 哈尔滨：
黑龙江科学技术出版社，2018.5
（幸福女人）
ISBN 978-7-5388-9578-0

Ⅰ . ① 4… Ⅱ . ①贾… Ⅲ . ①女性 – 保健 – 基本知识
Ⅳ . ① R173

中国版本图书馆 CIP 数据核字 (2018) 第 048581 号

40 岁 女 人 的 健 康 枕 边 书

40 SUI NÜREN DE JIANKANG ZHEN BIAN SHU

作　　者	贾会云	
项目总监	薛方闻	
责任编辑	梁祥崇	
策　　划	深圳市金版文化发展股份有限公司	
封面设计	深圳市金版文化发展股份有限公司	
出　　版	黑龙江科学技术出版社	

地址：哈尔滨市南岗区公安街 70-2 号　邮编：150007

电话：（0451）53642106　传真：（0451）53642143

网址：www.lkcbs.cn

发　　行	全国新华书店
印　　刷	深圳市雅佳图印刷有限公司
开　　本	685 mm × 920 mm　1/16
印　　张	13
字　　数	200 千字
版　　次	2018 年 5 月第 1 版
印　　次	2018 年 5 月第 1 次印刷
书　　号	ISBN 978-7-5388-9578-0
定　　价	39.80 元

序言
PREFACE

安然度过更年期，焕发新的美丽！

从哪一天开始，你觉得精力不济？做事丢三落四、莫名其妙地对下属发脾气？茶水间里听到女同事"八卦"，"更年期"三个字进入耳边，你一下子觉得颓然无力。难道这一切都是真的，你已经"更年期"了？其实，"更年期"没有你想象的那么可怕，完全不必恐慌，更不必视之为洪水猛兽，唯恐避之不及。如果你了解它，就会发现，这一阶段完全是人生的另一个春天！

正如青春期时，我们无法接受迅速成长的身体一样，如今，我们也对突然而来的身体变化无所适从。但请相信，更年期不是磨难，反而是审查自己身体的好时机，悉心调养，使体内的新陈代谢在新的基础上达到平衡状态，你的身体状况可能会比以前更好。因此，更年期被称为让女人焕发美丽的"第二个春天"。唯一不同的是，成熟淡定取代了青春莽撞，但人生还有大把的美好时光。

女性健康和治疗领域的国际权威专家诺斯鲁普在《更年期的智慧》一书中说："更年期的所有变化，绝对不是表面上看起来的因为生育期结束造成的激素失衡，而是一种大脑的变化，或者说是身体、神经系统的重新连接，从此女性将进入一种崭新的平衡。事实上，更年期之后，女性更加强大、平和，无论是判断力还是思考和处理问题的能力都远比年轻时更高明。女人与其充满恐惧地逃避或利用各种非自然手段推迟更年期的到来，不如正视它，有意识地去调整身体、思维和精神，那么更年期将是一个激动人心的发展阶段。"

女人的一生有三个健康关键期：一是月经生理期，二是怀孕生产期，三是更年期。这三个时期都是女性雌激素剧烈变动的时期，也是女性改善体质的最好契机，这三个时期调养身体往往会收得事半功倍的效果。特别是在更年期，女性朋友如果能愉快而又顺利地完成生理和心理上的转变，那么，人生的"第二个春天"就会降临。

本书作为专门为中年女性精心打造的健康宝典，从内分泌、子宫卵巢、月经、乳房、性爱、保暖、面部保养、更年期综合征、运动、心态等诸多方面，给已经步入更年期或即将步入更年期的女性朋友们最全面、最贴心的指导。全面调节女性内分泌，有效延缓更年期，巧妙化解更年期症状，帮助中年女性保持健康美丽。

作为一个女人，只要你愿意，你在每个年龄段都是美的。从今天起，带上你所有关于美丽的梦想，依照我们为你提供的保健诀窍，开始点滴积累，等待焕然一新的美丽到来吧！

目录
CONTENTS

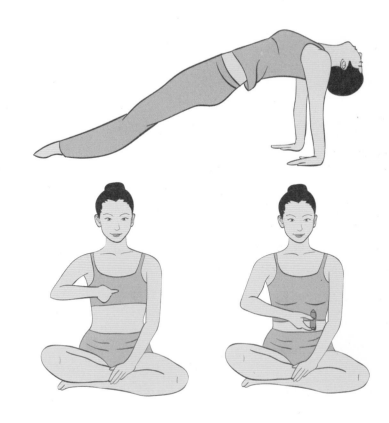

第三章　更年期乳房保养

第四章　子宫和卵巢影响更年期

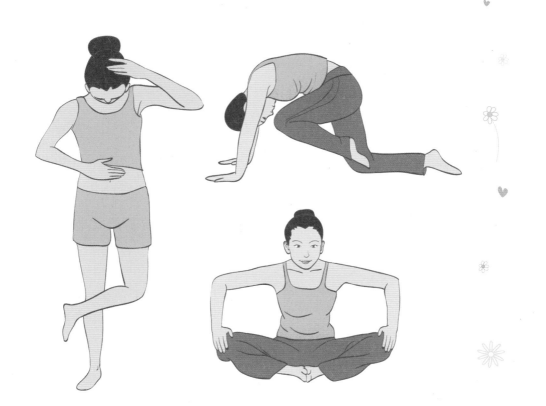

第五章　更年期房事烦恼

第六章　魅力更年期，保持好气色

第七章　**暖养，延缓更年期的妙方**

第八章　**轻松化解更年期症状**

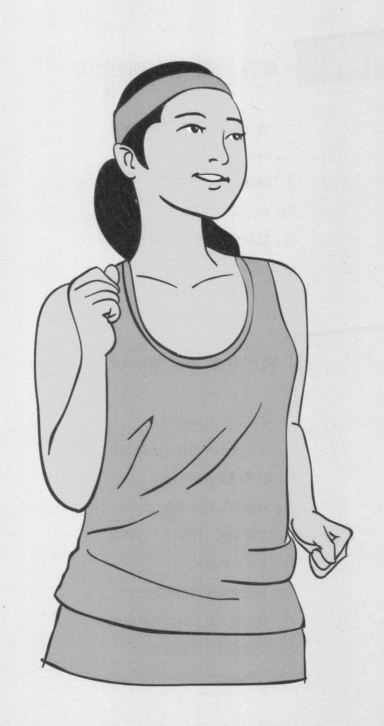

第九章　好心态决定幸福人生

第十章　慢下来的后半生

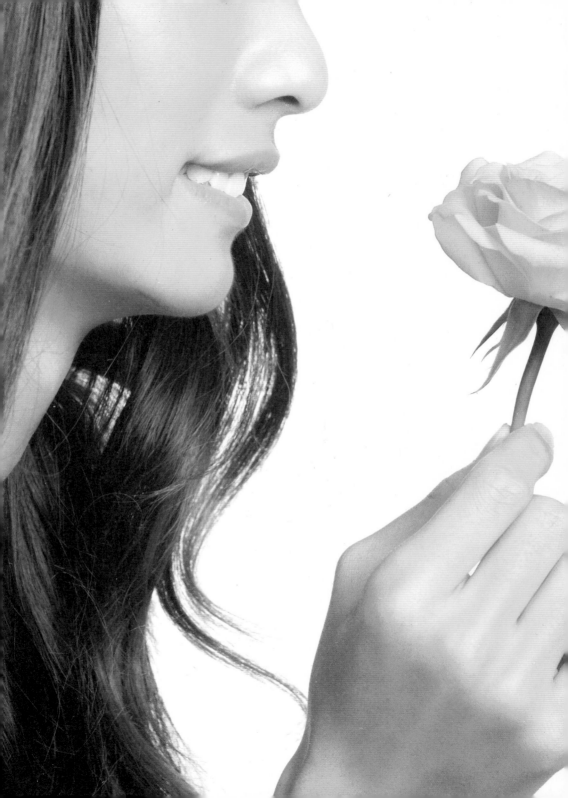

第一章

更年期何时来

女人是花，雌激素就是花的香；
女人是灯，雌激素就是灯的光；
雌激素是女人曲线的"线"，是女人味的"味"；
雌激素也是悬在女人头顶的一把剑：
什么时候离去，女人就什么时候枯萎。

一、雌激素减少导致更年期来临

不少女性朋友都有这样的感慨：以前心态挺平和的，不说乐观，总是可以做到心平气和的。四五十岁以后，脾气却一天比一天暴躁，动不动就想发火，看什么都不顺眼，弄得家里家外乌烟瘴气的，令外人侧目，连家里人也背地里互相安慰："别跟她一般见识，到更年期了。"听到这种话，更是让人心里不好受。

都是雌激素惹的祸

更年期，是女性人生中的一个正常阶段，学名叫作"围绝经期"。它并不是一个明确的节点，而是指从卵巢功能开始衰退直到绝经后一年内这段时间。

在这个阶段，卵巢里能用的卵泡都发育完了，能排的卵也都排完了，剩下的卵泡，再怎么依靠促性腺激素刺激，也没有办法发育了，这样的后果就是不会有雌激素产生了。于是，平时主要依赖雌激素生长的子宫内膜也停止生长；没有了子宫内膜周期性的生长和脱落，也就意味着停经的事实。

雌激素对女性来讲至关重要，女性体内有400多个部位含雌激素的受体，主要分布在子宫、阴道、乳房、盆腔（韧带与结缔组织）以及皮肤、膀胱、尿道、骨骼和大脑。当女性进入更年期以后，随着雌激素的大量减少，这400多处受体所在的组织、器官、系统都跟着发生变化，女性就会发生一系列生理、心理变化。比如阴道干燥、性交疼痛是因为雌激素降低后阴道黏膜变薄变脆，腺体分泌不足所导致；还有尿失禁、阴道前后壁膨出、子宫脱垂等症状，是因为雌激素降低后，盆底的支撑结构弱化，尤其是顺产的女性，这些症状更加明显。

此外，雌激素的下降还会导致一系列神经递质异常，造成各种各样的生理和心理损害。

潮热出汗

潮热出汗表现为没有来由地突然从胸部向全身扩散的热浪，瞬间就是一身大汗，多见于睡觉期间，一般持续几十秒到几分钟，一天有四五十次。

心理变化

身体的一些不适，如出现失眠、易怒、烦躁、焦虑和易疲劳等临床症状，如果进一步发展，会出现持久性情绪低落、活动减少、兴趣丧失等现象，甚至无法正常进行社会交往活动以及工作和生活，部分患者还会有自杀倾向。

骨质疏松

大量钙离子流失导致的骨质疏松，表现为关节疼痛。这一表现在停经后的女性当中出现的概率几乎是100%，主要出现在脚踝、膝关节等部位。

心血管症状

如血压的变化，有时候会忽高忽低的，常常伴有胸闷、憋气等表现。

更年期的早晚与家族的遗传、初潮的早晚有一定关系，还与人的精神状态、生活水平、社会因素和环境因素、疾病等有一定关系。一般女性到了50岁左右的时候，都要经历更年期阶段，这主要是由生殖器官和内分泌功能发生改变所致。

每一个年龄段的女人都有其独特的美，散发出不同的味道和魅力，女性朋友也不必为此太过灰心丧气，要学会正确关爱自己，保持自己的身心健康。

二、雌激素主导女人的第二性征

所谓"女大十八变"，豆芽样的小女孩一下子变成朝气蓬勃的大姑娘；所谓"男人四十一枝花，女人四十豆腐渣"，女人的美丽随着时光流逝一天天消失……这一切，都跟神秘的"雌激素"有关。

雌激素是什么

雌激素是一种女性激素，主要由卵巢和胎盘产生。总的说来，不管是男人还是女人，都需要借助内分泌系统分泌出来的激素，对人体的新陈代谢进行调节，而对女人影响最大的激素就是雌激素。

雌激素在女性一生中的巨大作用是任何激素都不能替代的，它主导着女性第二性征的发育和维持，调控女性体内环境的稳定，控制女性的生命周期，女性周期性的月经、女性的生育能力、女性特有的丰满体态等都离不开雌激素的作用。雌激素分泌正常时，女性会保持特有的美丽，拥有健康的人生。可当雌激素分泌减少，女性的衰老及疾病也会随之而来，生活质量急剧下降。

女性进入青春期后卵巢开始分泌雌激素，以促进阴道、子宫、输卵管和卵巢本身的发育，同时子宫内膜增厚。雌激素还能促使皮下脂肪富集，体态丰满；促进乳房发育，乳头、乳晕颜色变深，并产生性欲；促使体内钠和水的潴留、骨中钙的沉积等。

可以说，正是雌激素帮女人拥有了女性的魅力。假如你不想当个女汉子，就一定要让自己拥有足够的雌激素，它是女性柔美的根源，也是女人充满青春活力的法宝。有了它，女人就可以更年轻、更美丽。

雌激素逐年减少

对女人来说，雌激素是至关重要的物质，它直接影响着子宫等各种女性器官的功能。女人这一生，随着雌激素的变化，会由年轻美丽逐渐变为衰老，容貌和身体也发生着巨大的变化。这一切，并不是岁月对女人格外无情，真正的根源在雌激素那儿。

从青春期开始，女孩子胸部慢慢隆起，腋下长出了黑色体毛，并且迎来了月经初潮。到了25岁，女人体内的雌激素分泌量开始出现缓慢下降，35岁之后，更是明显下降，一般到了45岁就进入了一个叫作"围绝经期"的阶段，指的就是绝经前后的那段时期，就是我们说的更年期。这个时期也是卵巢功能衰退以及生育功能趋于终止的时期，雌激素分泌量锐减，让各种问题层出不穷，皮肤会越来越粗糙，毛孔越来越粗大，脸上的斑点越来越多，还可能面临乳腺增生、子宫肌瘤和卵巢囊肿这些疾病。

过了50岁，大多数女人已经处于绝经期。随着卵巢功能的衰退，这时期的雌激素分泌量只有20岁的五分之一。等女人活到80岁，雌激素分泌量连巅峰时期的十分之一都不到了。

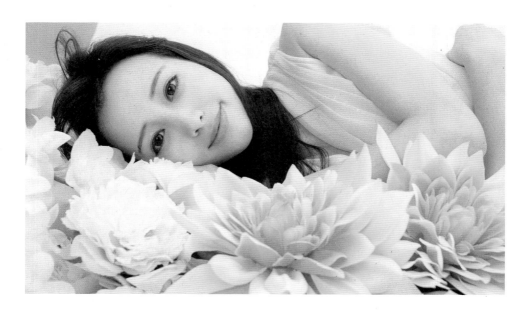

三、雌激素过高也不好

　　雌激素能让女人年轻漂亮，但也不是越多越好。一个健康的成年女性，自身都有分泌雌激素的功能，并保持着微妙的平衡。要知道，人体内的各个脏器和系统都讲究和谐、协调，在什么年龄段，各种激素水平就应该在相应的正常范围之内，超出了正常范围，身体就容易出问题。

　　雌激素分泌过高的女性经常会处于紧张状态中。如果身体雌激素过高，雌激素与孕激素平衡失调，甚至会导致乳腺恶性肿瘤发生，还可能导致排卵异常，从而影响受孕。另外，雌激素过高还会诱发以下疾病。

肥胖

　　雌激素能促使皮下脂肪堆积，以及体内钠和水的潴留，雌激素过高，会导致身体肥胖。

月经不调

　　雌激素参与月经周期的形成。如果月经来潮前雌激素过高，会影响子宫内膜正常剥落，导致月经失调或功能性子宫出血。

乳腺疾病

　　乳腺疾病大多由雌激素水平过高、内分泌紊乱引起。雌激素可刺激乳腺增生，水平过高还易诱发乳腺癌。

子宫肌瘤

　　子宫肌瘤是一种雌激素生长依赖型肿瘤，因此易发生在卵巢功能旺盛的生育期女性身上。

子宫癌

　　雌激素和孕激素一起作用于子宫内膜，内膜上皮细胞周期性增生和脱落，继而形成月经。如果雌激素相对增多，子宫内膜异常增生，易诱发癌变。

不孕症

　　雌激素能促进卵泡发育，若雌激素含量过高，影响卵泡正常发育，可引起排卵障碍或不孕症。

四、适当食补可延缓更年期

　　每个女人都如同花儿一样美丽，也如同花儿一样脆弱。仿佛昨天还风华正茂，青春飞扬，一转头却已经走在人生的下坡路上。过了35岁，女人的卵巢功能逐日衰退，雌激素分泌逐渐下降，离更年期越来越近，开始面临一系列的问题。如何延缓更年期？又如何顺利地度过更年期呢？可以适当食补调养身体。

食补养身体

　　女性朋友可以通过食物补充雌激素，多吃些新鲜蜂王浆、亚麻子、谷类、葵花子、芝麻、洋葱、葡萄酒、花生酱等。

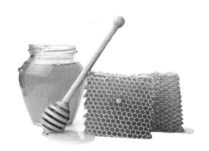

　　除此之外，每天多吃几颗大枣，可以调整内分泌，还有养血、润燥、养心的作用；烦躁的时候也可以多吃一些百合、莲子、小米粥，都有养心、安神、解忧的作用。

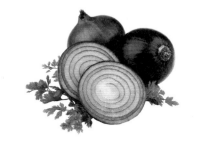

　　要少吃刺激性强的食物，特别是辛辣的食物要少吃。

　　还要少吃脂肪含量高的食物。随着雌激素分泌量减少，脂肪合成增加，体重也增加了。所以这个时候要少吃脂肪含量高的食物，少吃含胆固醇的食物，以免引发冠心病。

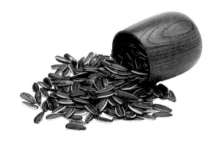

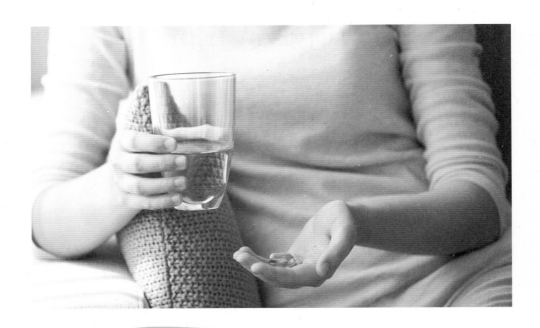

适当服用药品

　　个别雌激素严重偏低者，可以在医生的指导下服用雌激素药品，但一定要遵医嘱，不可擅自服用，如果服用不当可能损伤生殖器官，导致身体内分泌失调。

　　补充雌激素要规范。要判断自己是否真正绝经了，处在绝经的哪个状态。结合疾病史，做一个全面的体检，确定处于更年期且没有禁忌证后，才能根据情况补充合适剂量的雌激素。

　　定时复诊。补充雌激素前3个月，需要每月复诊一次，看是否解决了问题，以及药物是否合适；治疗半年左右复查一次，看更年期症状是否消失；一年后再重新体检，发现状况及早治疗；之后每年体检一次，等医生确定可以停药才能停。

　　更年期是每个女人的必经之路，了解得多一点，准备得充足一点，对自己好一点，能使自己安然度过这个特殊的阶段。走过去之后，你也许会发现，更年期根本没那么可怕。

五、补充雌激素的餐单

　　现代医学研究表明，通过食物可以补充雌激素。女性朋友不妨通过食物补充雌激素，安全无不良反应，比如黑豆、黑米、豆制品、松仁、腰果、核桃等食品，都含有一定量的雌激素，可以在生活中多食用。

❀ 黑豆炖鸡汤

⊕ 食材

乌鸡肉250克，水发黑豆70克，姜片、葱段各少许，盐适量。

◉ 做法

1.将洗净的乌鸡肉切成小块；锅中注水烧开，倒入鸡块，搅匀，煮1分钟，汆去血水。

2.捞出汆好的鸡块，装盘；砂锅中注入适量清水，倒入洗好的黑豆，用大火烧开。

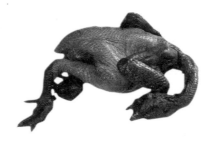

3.放入乌鸡肉、姜片。

4.烧开后，用小火炖约30分钟至鸡肉熟透；加盐，拌匀调味。

5.关火，将煮好的汤盛出，装入碗中，放上葱段即可。

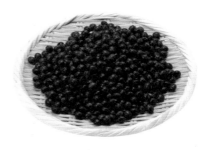

营养功效

预防动脉血管硬化，抗老防衰。

❀ 黑木耳黑米豆浆

⊕ 食材

水发黑木耳8克，水发黄豆50克，水发黑米30克。

◯ 做法

1.将泡好的黄豆、黑米倒入碗中，注水洗净，倒入滤网，沥干水。

2.将黑木耳、黄豆、黑米倒入豆浆机，注水至水位线，盖上豆浆机机头。

3.选择"五谷"程序，再选择"开始"键，待豆浆机运转约20分钟（"嘀嘀"声响起）后，将豆浆机断电。

4.把煮好的豆浆倒入滤网，滤取豆浆，倒入杯中即可。

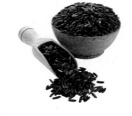

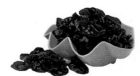

营养功效

清除自由基，增强免疫力。

❀ 杏仁豆浆

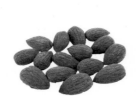

⊕ 食材

杏仁10克，水发黄豆50克。

◯ 做法

1.将已浸泡8小时的黄豆倒入碗中，注入清水，用手搓洗干净，沥干水分。

2.将黄豆、杏仁倒入豆浆机中，注水至水位线。

3.盖上豆浆机机头，选择"五谷"程序，再选择"开始"键，开始打浆。

4.待豆浆机运转约15分钟（"嘀嘀"声响起）后，滤取豆浆即可。

营养功效

具有促进消化、润肠通便的功效。

🌸 核桃百合粥

🍲 食材

大米100克，核桃30克，干百合、黑芝麻各10克。

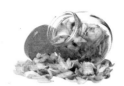

⊙ 做法

1.百合洗净稍浸泡，核桃洗净切碎。

2.大米洗净，与核桃、百合一起入锅，加水适量，煮开后用小火煮40分钟，加入黑芝麻再煮20分钟即可。

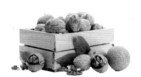

营养功效

补脑，补虚强体，润燥滑肠。

🌸 百合腰果鸡丁

🍲 食材

鸡胸肉300克，鲜百合2个，腰果60克，西芹1棵，红椒2个，蒜、生抽、香油、盐、食用油、水淀粉各适量。

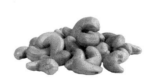

⊙ 做法

1.西芹去筋切斜片，焯水、沥干；鸡胸肉切片，用生抽、香油、盐腌15分钟；鲜百合剥开洗净；红椒去子切斜片；蒜切末。

2.炒锅加入少许油，爆香蒜片，先放鸡肉炒至五成熟，然后放入西芹、红椒，加少许盐调味后，倒入水淀粉勾芡，最后加入百合和腰果翻炒片刻即可。

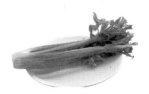

营养功效

润肺，养血补虚，利尿消肿。

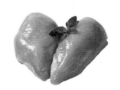

六、按摩+艾灸，保持年轻态

女性从生育期向老年期过渡期间，因卵巢功能逐渐衰退，导致雌激素分泌量减少，这是自然现象。但只要你对自己的身体多点关注，在家做做艾灸，辅以穴位按摩，对延缓更年期、保持年轻态大有裨益，可以让月经紊乱、潮热、心悸、胸闷、头痛、烦躁不安、腰腿酸痛等症状减轻。

**调整内分泌
的神奇方法**

取穴精要：
心俞穴：穴位位于背部第五胸椎棘突下，旁开1.5寸。清热除烦，养心安神，活血通络。
内关穴：穴位位于前臂正中，腕横纹上2寸，在桡侧腕屈肌腱和掌长肌腱之间。养心安神，和胃降逆，宽胸理气，镇定止痛。

取穴技巧

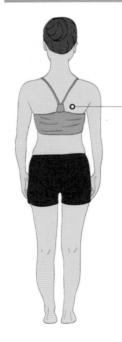

心俞穴 取穴时一般可以采用正坐或俯卧姿势。心俞穴位于人体的背部，当第五胸椎棘突下，左右旁开二指宽处（或左右约1.5寸）。

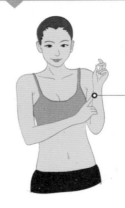

内关穴 小臂内侧中线（两条筋之间）上，腕横纹上2寸（中指、无名指、小指3指）。

简单自然疗法一：按摩

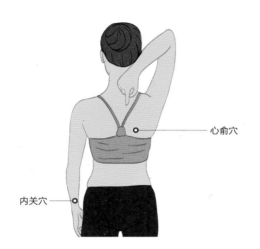

心俞穴

内关穴

步骤①： 正坐或站立，一手伸到肩背部，食指置于穴位上，用指腹垂直按揉穴位。

步骤②： 正坐或站立，屈肘，手平伸，手腕部可见到两条肌腱。用另外一只手握住手腕，大拇指置于两肌腱之间的穴位上，用指尖垂直掐按穴位，用同样的方法按摩另一侧穴位。

✿ 操作要领

▶ ① 力度以出现酸胀的感觉为宜。

② 每天早晚各按摩1次，每次1~3分钟。

简单自然疗法二：艾灸

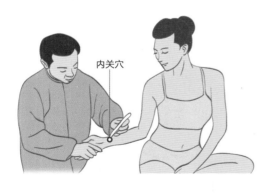

内关穴

步骤①： 艾条温和灸，以灸至皮肤灼热为度，缓解时或发作时都可以施灸。每日1次，每穴灸治20分钟，10次为1个疗程。

步骤②： 艾条雀啄灸，以灸至穴位红润灼痛为度。每日1次，每穴灸治10~15分钟，20次为1个疗程。

操作要领

▶ ① 取穴的同时点燃艾条。

② 注意观察皮肤对艾条温度的反应，并适时调整。

七、柔韧瑜伽术，平衡内分泌

平衡体内激素、补充雌激素，是保持青春的神奇钥匙。温和柔韧的瑜伽运动能帮我们扭转乾坤。瑜伽中有很多扭转和弯曲的姿势，能作用于人体的七大内分泌腺，强化腺体，促使激素分泌，从而使体内激素趋于平衡。

瑜伽攻略：顶礼式

这个头部向下的体式，能刺激头部的两大腺体，并通过重力作用对喉部的甲状腺造成挤压，以平衡这三大腺体的激素分泌，帮助我们维持年轻态。此外，它还能使上半身血液涌向头部，以血液滋养面部肌肤，改善肤质，使面色更显红润、年轻。

最佳练习时间：下午2~4点
最佳练习次数：1次
方便系数：★★
呼吸方式：腹式呼吸
禁忌人群：患有高血压、眩晕症、颈部疾病、低血糖症的人

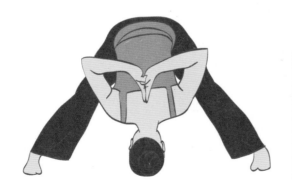

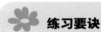 练习要诀

▶做这个体式时，双腿内八字站立不仅能保持平衡，还能加大功效。练习时要循序渐进，不可急躁，身体还原时，深呼吸调整，慢慢起身，以免眩晕。

步骤①： 基本站姿，双腿伸直并拢，双手自然垂于体侧。

步骤②： 双腿左右大大分开，吸气，双臂伸直，高举过头顶，掌心朝前。

步骤③： 呼气，双臂带动身体向前向下弯曲，双手着地。把头顶放在双脚中间，使其尽量和双脚在一条直线上。保持腿部伸直，膝关节不能弯曲。

步骤④： 双手掌于背后合十，指尖指向头顶方向，头部、双脚在一条直线上。1次呼吸后，身体慢慢直立，还原至初始姿势。

瑜伽攻略：初级拜日式

做拜日式时，要心中满怀感激之情哦。这13种姿势可以锻炼全身很多部位，并使身体保持年轻状态；能伸展、按摩、加强、放松身体关节、肌肉和内脏；促进血液循环，增强抵抗力；还能提高一天的代谢水平，让身体充满精力和能量。

最佳练习时间：
早上空腹时、晚餐前1小时
最佳练习次数：2次
方便系数：★ ★ ★
呼吸方式：腹式呼吸
禁忌人群：高血压和心脏病患者

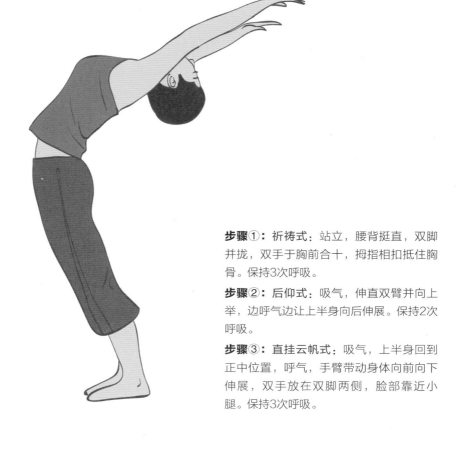

步骤①：祈祷式：站立，腰背挺直，双脚并拢，双手于胸前合十，拇指相扣抵住胸骨。保持3次呼吸。

步骤②：后仰式：吸气，伸直双臂并向上举，边呼气边让上半身向后伸展。保持2次呼吸。

步骤③：直挂云帆式：吸气，上半身回到正中位置，呼气，手臂带动身体向前向下伸展，双手放在双脚两侧，脸部靠近小腿。保持3次呼吸。

练习要诀

▶练习"奔马式"时，先练习一边，再换另一边练习，能更好地平衡双腿的力量。每个动作都要控制在身体能够承受的范围内。要流畅地做，刚开始练习的速度应该缓慢，之后再逐渐加快速度。

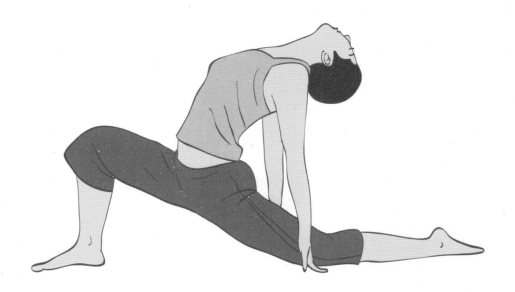

步骤④：奔马式：吸气，抬头，右脚向前大步迈出，使右小腿与地面垂直。左腿向正后方踏出，使膝盖以下全部着地，边呼气边将胯部下沉。上半身尽量后仰，双臂自然垂于体侧。保持2次呼吸。

步骤⑤：斜板式：吸气，身体前倾，双手放在身体两侧撑地，右脚向后踏出一步与左脚并拢，收紧臀部，胯部微微下沉，身体呈斜板状。保持2次呼吸。

步骤⑥：大拜式：呼气，双膝跪地，臀部后移至坐于双脚脚后跟上。上半身紧贴大腿，面朝下，鼻尖触地，双小臂贴地。吸气，保持3次呼吸。

步骤⑦：蛇击式：呼气，弯曲双肘，大臂夹紧上身，同时双膝、胸部、下巴贴在地面上，保持不动。此时双腿膝部以下完全贴地。保持3次呼吸。

步骤⑧：眼镜蛇式：吸气，伸直双腿，上半身沿着地面向前滑动，直到胯部触地为止。抬头，上半身朝后仰，眼睛看向天花板，注意不要耸肩。保持2次呼吸。

步骤⑨：顶峰式：吸气，双脚脚掌贴地，抬起臀部，双手和双脚位置不动，伸直膝盖，双肩向下压，尽量使额头和双脚脚后跟着地。身体呈倒"∨"形，保持3次呼吸。

步骤⑩：奔马式：吸气，抬头，右脚向前大步迈出，使右小腿与地面垂直。左腿膝盖以下全部着地，边呼气边将胯部下沉。上半身尽量后仰，双臂自然垂于体侧。保持2次呼吸。

步骤⑪：直挂云帆式：吸气，身体回到正中位置，左脚向前踏回，左腿与右腿并拢伸直，双手带动身体向前向下伸展，双手放在双脚两侧，尽量把脸靠近小腿。保持3次呼吸。

步骤⑫：后仰式：吸气，抬头目视前方，1次呼吸（以防止起来晕眩）后双臂伸直，带动上半身向上并向后仰。伸展颈部，目视上方，保持2次呼吸。

步骤⑬：祈祷式：吸气，手臂带动上半身回到正中位置，边呼气边将双手合十放回胸前抵于胸骨。保持3次呼吸。

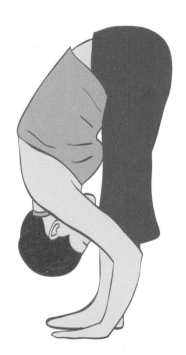

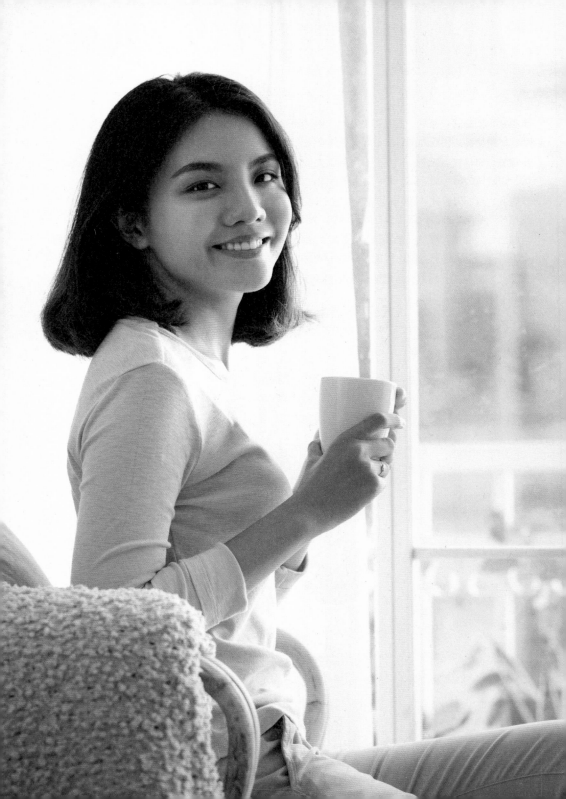

第二章

更年期月经调理

从少女变成母亲，
从辣妈变成老妈，
女人的一生总像是在跨一个又一个的栏，
而月经这个"老朋友"，
一直都在陪伴着你。
只是朋友再好，脾气也不小，
痛经、闭经……
随时都在宣告：
请爱护我，照顾我，呵护我！

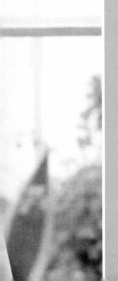

一、月经不调的几种情况

女人一生大概有400次月经。如果有很明显的长期月经不调现象，或者以前正常，现在突然不正常了，就要引起注意了。虽然月经不调看起来只是小毛病，但这背后很有可能是大问题。因为很多妇科疾病，尤其是子宫的病变，都会表现为月经不调的症状。如果不当回事，时间长了很可能耽误病情，所以千万不要硬撑着，赶紧看医生。

怎么判断月经是否健康：

看月经持续时间

只要在 2 ~ 7 天都没问题。

看月经周期

理论上是 28 ~ 30 天，前后波动一周都是可以的。

看月经量

因人而异，一般是 20 ~ 80 毫升，即白天需要换 3 ~ 6 次卫生巾。每次月经，每包 10 片的卫生巾一包都用不完，量最多的日子卫生巾也没有湿透过，属于月经量偏少；用上 3 包还不够，很多还湿透，则属于月经量多。

看经血颜色

正常情况下，经血第一天是暗红的，甚至红褐色；中期变为鲜红色，接近鲜血的颜色；快结束的时候，随着经血量的减少，颜色变浅，但依然是鲜血的红色。如果是黑色的或者淡红色的经血，就要注意了。

月经不准时

* 最近几个月，47岁的刘女士发现她一直还算准时的月经混乱了：有时候提前1星期，有时候推迟半个月；有时候量非常大，有时候又反常地少；经前乳房胀痛，浑身酸软无力，难受得很。她不知道这是不是正常的更年期即将来临的症状，需不需要检查治疗。

更年期月经不调很常见，原因很可能是卵巢功能的退化，导致各种激素紊乱，引起月经变化，表现为月经周期或出血量的异常，或是月经前、经期时的腹痛及全身症状。

随着年龄的增长，卵巢功能衰退，常常在绝经前表现月经不正常、月经周期紊乱、经期延长、出血不止等，而经前紧张综合征、乳房周期性胀疼、水肿及头痛等症状消失。

另外，女性生殖道炎症和生殖道肿瘤，比如子宫内膜炎、子宫肌瘤、子宫体癌、宫颈息肉、子宫颈癌、卵巢肿瘤等，以及一些全身性疾病如血液病、高血压、甲状腺功能异常等，都会引起阴道不规则出血，很容易与更年期月经紊乱相混淆，因此要警惕更年期月经不调。

更年期月经不调注意事项

● 保持精神愉快。避免精神刺激和情绪波动，保持心情愉快。

● 避免过劳。平时要注意休息、减少疲劳，增加营养，增强体质。

● 注意卫生，预防感染。注意外生殖器的清洁卫生；注意保暖，避免寒冷刺激。

● 勤换内裤。内裤要柔软，通风透气好，最好是棉质的；并且要勤洗勤换，洗过的内裤要放在阳光下晒干。

● 饮食方面要合理。忌生冷，宜清淡，忌辛辣。多食高纤维食物和优质蛋白质；避免饮浓茶；忌食甜食，避免血糖不稳定出现心跳加速、情绪不稳等不适，加重月经不调。

月经过多

女性月经过多一般是因为卵巢黄体功能不好，常表现为周期不定，或者月经出血比较多。另外，女性长期肥胖也会导致机体内分泌与新陈代谢失调，而引起月经不调、功能性子宫出血等。

如果经期延长并伴有经血颜色不正常、腹痛、瘙痒等症状，不排除盆腔炎、子宫腺肌症、子宫肌瘤、内分泌失调的可能，建议检查确诊，对症治疗。

女性月经量多注意事项

● 注意均衡营养，养成健康的生活习惯：不要过度节食、吸烟饮酒，也不要滥用药物；避免食过多的辛辣等刺激性食物，多食新鲜的水果蔬菜。

● 做好个人卫生，作息规律。

● 出现更年期症状时要及时进行调理，避免加重症状及产生顽固性并发症。

● 坚持体育锻炼，增强体质，经期避免重体力劳动和剧烈运动。

● 调整好自己的心态，保持心情舒畅，避免精神刺激，消除不应有的恐惧和焦虑。

月经量少

更年期女性月经变少的主要原因是由于卵巢功能衰退，导致内分泌失调、月经量少等症状。但不排除有的女性月经稀少是因为内分泌功能低下、生殖器官发生肿瘤、子宫发育不良等疾病所导致；还有的女性是其他疾病所致，比如子宫内膜异位症、子宫肌瘤、多囊卵巢综合征等，这种情况下最好到医院对症治疗，切勿擅自尝试方剂，以免使病情复杂。

女性月经量少注意事项

● 忌食生冷食物。月经期间尽量不要吃生冷的食品，最好月经前一星期也不要吃生冷的东西。

● 多吃含铁质的食物。月经期身体损耗会更大，特别是铁等矿物质营养的缺乏更严重，这时要多吃点含铁和滋补性较丰富的食物。

● 多喝红糖水。经期喝红糖水可以补血活血，有利于经血排出。

● 注意保暖。忌寒、凉、生、冷刺激，防止寒邪侵袭。

● 注意休息、减少疲劳。

痛经

更年期痛经是女性朋友们十分常见的一个症状。由于女性身体内的雌激素分泌逐渐减少，痛经也会随之发生。

另外，痛经也可能是由于身体受到寒湿气入侵，形成血瘀的症状。而继发性痛经常见于子宫内膜异位症、子宫肌瘤、盆腔炎症性疾病、子宫腺肌病、子宫内膜息肉和月经流出阴道梗阻等，必须积极治疗原发病，这样才能真正远离痛经。

闭经

更年期闭经一般发生在女性45~50岁之间，如果早于40岁出现属于卵巢功能衰退。

闭经原因错综复杂，有发育、遗传、内分泌、免疫、精神异常等多种原因，也可由肿瘤、创伤以及药物因素导致。有些女性过分节食，造成严重营养不良；有的女性超负荷运动，也会引起闭经；经常处在过度劳累、紧张、恐惧、忧伤之中的女性，可造成闭经。

痛经注意事项

● 保持心情愉快，控制情绪波动。强烈的心理暗示会增加疼痛的强度。

● 经前、经期注意保暖。特别是足部和腹部，经期腹部热敷可缓解部分痛经；尽量避免凉水洗浴。

● 注意经期卫生。避免经期内进行房事，防止经期细菌感染。

● 防止滥用抗生素。抗生素会抑制人体自身的抵抗力，导致机体功能失常，使经血凝滞、瘀阻，加重经期疼痛。

● 坚持妇科检查。成年女性至少一年进行一次妇科检查；对生殖器官发生器质性病变的，要做到早发现、早治疗。

闭经注意事项

● 劳逸结合，保证睡眠。有规律地安排起居生活，坚持体育锻炼和劳动，以改善机体血液循环。

● 饮食平衡合理，有目的地选择一些禽肉、牛肉、羊肉等，配合蔬菜烹调食用，以起到补肾益精、健脾养血的作用。

● 精神上避免不良刺激，减轻工作压力带来的紧张，学会放松，保持心情舒畅，不要让情绪恶化影响到自己的身体健康，并且可以在医生指导下通过一些药物或者是食疗的方法来进行调理。

二、警惕更年期崩漏

黄老师49岁，是一所重点高中的优秀教师。从前身体挺好的，最近一年来却一直被特殊的"月经不调"所困扰。一次正在上课，黄老师就觉得不对劲，课下去卫生间一看，果然是月经来了，可是上次月经才刚走一个多星期，并且这次量特别大，一直持续了10天才结束。可能是失血过多，黄老师经常觉得头晕目眩，心慌疲乏，站一会儿就得坐下歇歇。最后实在撑不住了，被老伴带去医院检查，才发现根本不是月经不调，而是崩漏，相当于西医的"无排卵性功能性子宫出血"。医生说幸亏来得早，如果情况继续恶化，失血过多，后果将不堪设想。

什么是崩漏

"崩漏"听起来就凶险万分。它其实是月经的周期、经期、经量发生严重失常的病症。崩漏是中医病名，西医叫作"无排卵性功能性子宫出血"。该病发病急骤，暴下如注，大量出血者为"崩"；病势缓，出血量少，淋漓不绝者为"漏"，可发生在月经初潮后至绝经的任何年龄。

绝经期的女性，卵巢功能随着年龄增加而自然衰退，卵泡的数量也慢慢减少，且不能生长成熟，卵巢就分泌不出足够的孕激素，只在雌激素的作用下子宫内膜发生增生，当雌激素水平也不够支持越来越厚的子宫内膜时，内膜就会脱落出血，而且脱落不断。同时孕激素少了，子宫内膜的动脉也不发生收缩，出血就一直持续止不住，导致出血过多。这就像在子宫里有一道闸门，在激素正常分泌调节的作用下，这道闸门就会每月开一次闸，放出淤积在子宫里的子宫内膜和经血；如果内分泌发生了紊乱，激素分泌不正常，闸门要么就打不开，要么打开就关不上，造成月经淋漓不断。

所以，中年女性对月经不规律千万不要掉以轻心，像这种来得频繁、来了就不走、量又大的"月经"，一定要尽早检查，及时治疗，否则长期的身体出血，不仅使身体元气大伤，还将使肝肾等内脏处于严重的虚弱状态，造成身体十分虚弱。甚至子宫内膜一直增生不断，还容易发生癌变，到时候就悔之晚矣。

治不如防，预防崩漏小贴士

* **治病不如防病**。女性朋友应该严把生活细节，预防更年期崩漏，避免遭受疾病的痛苦。

* **注重身体保健**。饮食营养科学，注意补充蛋白质；工作张弛有度，切勿过度劳累；精神乐观开朗，减轻思想压力，保证睡眠时间。

* **了解崩漏知识**。学习卫生保健知识，掌握必要的月经健康知识，消除恐惧与疑虑，以乐观积极的态度对待更年期。

* **关注月经疾病**。如果有月经过多、经期延长、月经先期出血的倾向，要引起注意，以防发展成崩漏。

* **定时体检**。女性最好半年或一年进行一次身体检查，包括妇科检查和防癌检查，有选择地做内分泌检查，预防更年期综合征的发生，或减轻症状、缩短病程。

* **及时治疗**。崩漏一旦发生，须及早治疗，并加强锻炼，重视个人卫生，防止感染，调节饮食，增强营养，多吃含蛋白质丰富的食物及蔬菜水果，保持心情舒畅，劳逸结合。

三、食疗方、小偏方调理月经病

痛经、闭经……这些妇科病让女性总是处在尴尬与烦恼中，还给身体带来伤害。"药食同源"，五谷杂粮有益于人类而无害于身体，女性朋友不妨在日常生活中尝试一下食疗方、小偏方，轻松祛除妇科隐患，从根本上为美丽保驾护航。

调理月经不调的小偏方

浓茶红糖饮

茶叶、红糖各适量。煮浓茶一碗，去渣，放红糖溶化后饮用。每日1次。本方能调经活血，适用于血瘀所致月经不调者。

益母草鸡蛋汤

鸡蛋4个，益母草、桑寄生各40克，红糖适量。鸡蛋煮熟去壳，益母草、桑寄生洗净。把熟鸡蛋、益母草、桑寄生放入清水锅内武火煮滚，改文火煲半小时，放入红糖即可。饮用时去益母草和桑寄生，饮汤吃蛋。每周服用3次，1个月经周期为1个疗程。此方温经养血、祛瘀止痛，对于月经不调有疗效。

黑木耳红枣茶

黑木耳30克，红枣20枚。将黑木耳、红枣分别洗净，放入锅中，加入适量清水，以大火煮沸，转小火煮，煮汤食用。每日1次，连服7日。本方适用于气虚型月经不调、月经过多。

调理经期延长的小偏方

月季花汤

月季花3~5朵，黄酒10毫升，冰糖适量。将月季花洗净，加水150毫升，文火煎至100毫升，去渣，加冰糖及黄酒适量。每日1次，温服，连服7日。此方行气活血，适用于气滞血瘀、经期延长诸症。

当归鸡蛋红糖水

当归5克，鸡蛋2个，红糖100克。将煮熟的鸡蛋剥壳后和当归、红糖一起煮，1星期喝1~2次。本方适用于身体虚弱、月经不调者食用。

麦冬百合饮

麦冬、百合各15克，白茅根12克。水煎，代茶饮。本方适用于阴虚内热所致经期延长。

生地黄精粥

生地、黄精（制）、粳米各30克。生地、黄精水煎后去渣取汁，与粳米同煮为粥。本方适用于经期延长。

香菇泥鳅粥

泥鳅、大蒜、香菇、大米、葱各适量。将这些食材共熬成粥。此方对于气虚及胃肠功能差造成的月经不调极具功效。

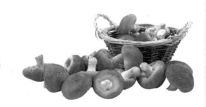

调理经血量多的小偏方

马蹄白茅根饮

100克白茅根（鲜茅根效果更好），120克鲜马蹄。将白茅根去杂，清洗干净，放入锅内，加清水熬煮半小时，去渣取汁；鲜马蹄去掉外皮后放入榨汁机榨汁，和熬好的茅根汁混在一起放入锅中小火煮5分钟，放入冰糖调味即可。每日1次，连服7日。**此方清热凉血止血，对经血量多有帮助。**

海藻薏米粥

海藻、昆布、甜杏仁各9克，薏米30克。将海藻、昆布、甜杏仁加水适量煎煮，弃渣取汁液，再与薏米煮粥食用。每日1次，3周为1个疗程。**此方活血化瘀、消炎软坚，适用于经血量多。**

韭菜炒羊肝

韭菜250克，羊肝200克，姜片10克，油、盐、水淀粉各适量。将韭菜洗干净切段。羊肝切片，加水淀粉挂浆。锅中放油烧热，加姜片炒香，入羊肝片爆炒，放韭菜段炒熟，加盐调味即可。**此方温肾固气、补肝，适用于月经不调、经漏带下等症。**

玉珍鸡

母鸡1只，龙眼肉、荔枝干、黑枣、莲子、枸杞子各30克。将母鸡洗净，鸡腹内放入龙眼肉、荔枝干、黑枣、莲子、枸杞子，加调味料蒸食。**此方补气养精，适用于气虚型月经量多。**

调理经血稀少的小偏方

当归炖乌鸡

女贞子25克，当归50克（切片），龙眼肉1匙，乌骨鸡1只。将乌骨鸡剖后洗净，放入滚开水中，高火3分钟，取出洗净；将女贞子、当归、龙眼肉、乌骨鸡放入器皿内，加入滚开水4杯，中火煮40分钟，食用时放盐即可。每日1次，1周为1个疗程。**此方可补血和血、调经止痛，对月经不调、经闭腹痛等有很好效果。**

菊花牛肝粥

牛肝500克，白菊花9克，白僵蚕9克，白芍9克，白茯苓12克，茵陈12克，生甘草3克，丝瓜30克，大米100克。将牛肝洗净切片，六味药材装入纱布包内，与牛肝、大米同入锅，加水2000毫升煮成粥，捞出药包。食肝喝粥，早晚各1次，连食10日。**此法可补肝养血，调养血液，对于月经稀少有奇效。**

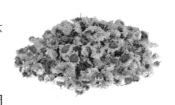

砂仁面

砂仁20克，发酵面3000克，白糖1100克，熟猪油1000克，苏打粉20克。将砂仁去灰、壳，洗净烘干研末。白糖、砂仁末、苏打粉放入发酵面中反复揉匀后放几分钟，再进行揉匀，搓成长圆条，切成80克的面剂。将面剂立放于案板上排好，刷熟猪油，做成荷叶形，入笼用旺火在开水锅内蒸10分钟。**此方适用于痰湿所致的月经过少。**

四、艾灸祛寒调月经

艾灸这种神奇的养生疗法，不仅是妇科良药，也是女性最贴心的朋友，是女性健康的护身符。艾灸能祛寒祛湿、固表止脱，一柱艾香，一缕艾烟，在艾香缭绕中将侵袭健康的疾患统统赶走，让你快乐健康地做个漂亮女人。

艾灸让你
远离痛经

取穴精要：

中脘穴： 在上腹部，前正中线上，当脐中上4寸处。艾灸此穴能暖胃健脾，提升脾脏的造血能力。

关元穴： 肚脐下3寸处。艾灸此穴能有效提升体内阳气，祛除体内寒气，通经畅血。

大椎穴： 后正中线上，第七颈椎棘突下凹陷中。艾灸此穴能通畅经络，消除血气瘀滞。

风门穴： 在背部，第二胸椎棘突下，旁开1.5寸处。艾灸此穴可以益气固卫，提升体内气血运化能力。

肺俞穴： 在背部，第三胸椎棘突下，两侧旁开1.5寸处。艾灸此穴可以补肺气，调肺脏。

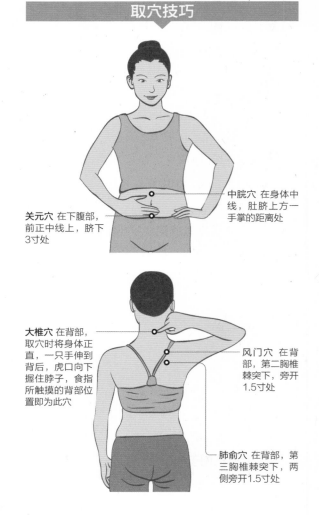

取穴技巧

中脘穴 在身体中线，肚脐上方一手掌的距离处

关元穴 在下腹部，前正中线上，脐下3寸处

大椎穴 在背部，取穴时将身体正直，一只手伸到背后，虎口向下握住脖子，食指所触摸的背部位置即为此穴

风门穴 在背部，第二胸椎棘突下，旁开1.5寸处

肺俞穴 在背部，第三胸椎棘突下，两侧旁开1.5寸处

灸法：有烟艾条灸

疗效指数：★★★★★ 环保指数：★★★☆☆
便利指数：★★★☆☆ 安全指数：★★★★☆

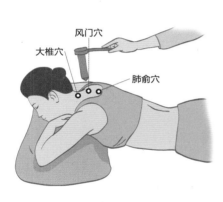

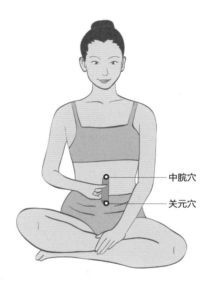

步骤①：拇指依次按摩肺俞穴、风门穴、大椎穴。

步骤②：手持艾条依次温灸肺俞穴、风门穴、大椎穴。每穴5~10分钟。

步骤③：拇指依次按摩关元穴、中脘穴。

步骤④：手持艾条依次温灸关元穴、中脘穴。每穴5~10分钟。

 操作要领

▶① 按摩穴位的同时用酒精灯点燃艾条。
　② 注意观察受灸者对温度的反应，并适时调整。
　③ 手法上采用雀啄灸、回旋灸、定点温灸配合运作。
　④ 注意随时清理艾条上的艾灰，以免掉落烫伤受灸者。

艾灸让月经周期正常

取穴精要：

足三里穴： 小腿前外侧，犊鼻下（膝盖骨下缘）3寸，距胫骨前缘约一横指处。艾灸此穴能有效提升身体的免疫力、增强抗病能力。业内有一句话这样说："常按足三里，胜吃老母鸡。"

太冲穴： 足背侧，在第一跖骨间隙的后方凹陷处。**具有舒肝养血的功效**，艾灸此穴可治疗月经不调、痛经、闭经、带下等妇科疾病。

脾俞穴： 在背部，第十一胸椎棘突下，两侧旁开1.5寸。艾灸此穴能健脾和胃，促使我们体内气血正常运行，从而起到调理月经的作用。

次髎穴： 在髂后上棘下与后正中线之间，适对第二骶后孔中。艾灸此穴能强腰补肾、调经活血，还有行气止痛的效果。

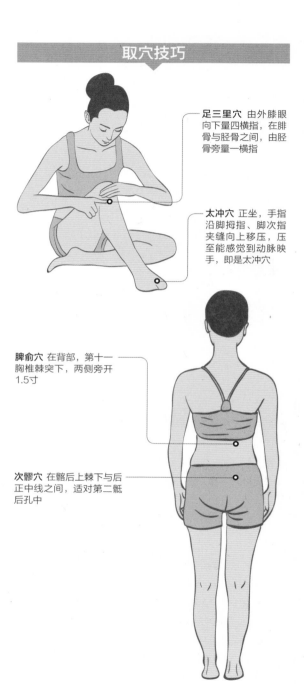

取穴技巧

足三里穴 由外膝眼向下量四横指，在腓骨与胫骨之间，由胫骨旁量一横指

太冲穴 正坐，手指沿脚拇指、脚次指夹缝向上移压，压至能感觉到动脉映手，即是太冲穴

脾俞穴 在背部，第十一胸椎棘突下，两侧旁开1.5寸

次髎穴 在髂后上棘下与后正中线之间，适对第二骶后孔中

灸法：有烟艾条灸

疗效指数：★★★★★ 环保指数：★★★☆☆
便利指数：★★★☆☆ 安全指数：★★★★☆

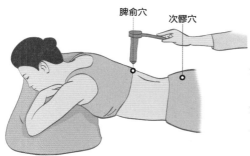

脾俞穴　次髎穴

步骤①：拇指依次按摩次髎穴、脾俞穴。每穴约5分钟。

步骤②：手持艾条依次温灸次髎穴、脾俞穴。每穴5~10分钟。

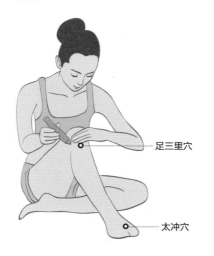

足三里穴

太冲穴

步骤③：拇指依次按摩足三里穴、太冲穴。每穴约5分钟。

步骤④：手持艾条依次温灸足三里穴、太冲穴，每穴5~10分钟。

 操作要领

▶① 按摩穴位的同时用酒精灯点燃艾条。
② 注意观察受灸者对温度的反应，并适时调整。
③ 手法上采用雀啄灸、回旋灸、定点温灸配合运作。
④ 注意随时清理艾条上的艾灰，以免掉落烫伤受灸者。

告别闭经

取穴精要：

脾俞穴：在背部，第十一胸椎棘突下，两侧旁开1.5寸处。**脾主统血，**艾灸此穴能有效增强脾脏的造血能力，对治疗闭经有良好的效果。

气海穴：在下腹部，前正中线上，当脐中下1.5寸处。**气海穴**具有调经固经的功效。艾灸此穴能很好地调理月经，对治疗闭经、崩漏、痛经等月经病症有非常好的疗效。

关元穴：在脐下3寸，腹中线上，仰卧取穴（四指横放即为3寸处）。关元穴具有培肾固本、调气回阳的作用。对女性来说，艾灸此穴能活跃肾气，补充肾阳不足，促进气血运行。

血海穴：正坐屈膝，在大腿内侧，髌骨内侧端上2寸，当股四头肌内侧头的隆起处。艾灸此穴具有调经统血、健脾化湿的作用。

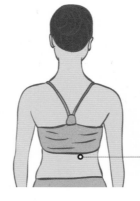

取穴技巧

脾俞穴 在背部，第十一胸椎棘突下，两侧旁开1.5寸

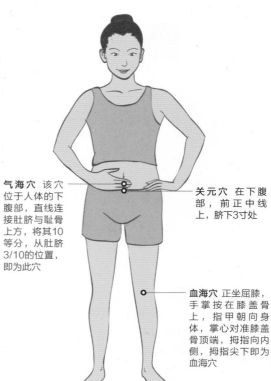

气海穴 该穴位于人体的下腹部，直线连接肚脐与耻骨上方，将其10等分，从肚脐3/10的位置，即为此穴

关元穴 在下腹部，前正中线上，脐下3寸处

血海穴 正坐屈膝，手掌按在膝盖骨上，指甲朝向身体，掌心对准膝盖骨顶端，拇指向内侧，拇指尖下即为血海穴

灸法：有烟艾条灸

疗效指数：★★★★★　环保指数：★★★☆☆
便利指数：★★★☆☆　安全指数：★★★★☆

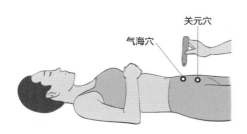

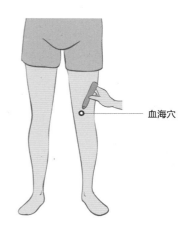

步骤①：拇指依次按摩气海穴、关元穴、血海穴。每穴按摩1~5分钟。

步骤②：手持艾条依次温灸气海穴、关元穴、血海穴。每穴5~10分钟。

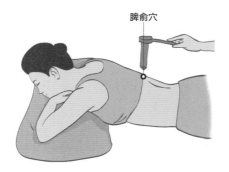

步骤③：拇指按揉脾俞穴，1~3分钟后，以艾条温灸此穴10~15分钟。

 操作要领

▶① 按摩穴位的同时用酒精灯点燃艾条。
② 注意观察受灸者对温度的反应，并适时调整。
③ 手法上采用雀啄灸、回旋灸、定点温灸配合运作。
④ 注意随时清理艾条上的艾灰，以免掉落烫伤受灸者。
⑤ 每穴以皮肤红润为度。

艾灸治疗崩漏有奇效

取穴精要：

脾俞穴： 在背部，第十一胸椎棘突下，两侧旁开1.5寸处。脾主统血，统摄血液让其不逸出脉外，艾灸此穴对治疗崩漏有良好的效果。

百会穴： 在头顶部，正中线上，两耳尖连线中点，或前发际中直上5寸处。百会穴位于人体最高处，是诸阳脉交会的地方，艾灸此穴能升清阳举下陷。

血海穴： 正坐屈膝，在大腿内侧，髌骨内侧端上2寸，当股四头肌内侧头的隆起处。艾灸此穴具有调经统血、健脾化湿的作用。

足三里穴： 小腿前外侧，犊鼻下（膝盖骨下缘）3寸，距胫骨前缘约一横指处。艾灸此穴能调理脾胃，增强身体的运化功能，能有效增强体内气血。

隐白穴： 在足大指末节内侧，距指甲根角0.1寸。即双脚靠拢，两脚拇指相接处。艾灸此穴可增强脾经内的阳热之气，帮助脾统摄血液。中医里有"艾灸隐白，艾到血止"的说法，艾灸此穴对治疗崩漏有奇效。

取穴技巧

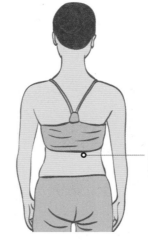

脾俞穴 在背部，第十一胸椎棘突下，两侧旁开1.5寸

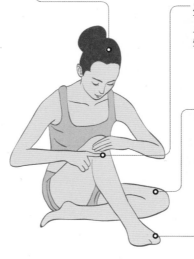

百会穴 在头顶，用手摸能感觉到一块比较柔软的地方

足三里穴 由外膝眼向下量四横指，在腓骨与胫骨之间，由胫骨旁量一横指

血海穴 正坐屈膝，手掌按在膝盖骨上，指甲朝向身体，掌心对准膝盖骨顶端，拇指向内侧，拇指尖下即为血海穴

隐白穴 双脚靠拢，两脚拇指相接处

灸法：有烟艾条灸

疗效指数：★★★★★ 环保指数：★★★☆☆
便利指数：★★★☆☆ 安全指数：★★★★☆

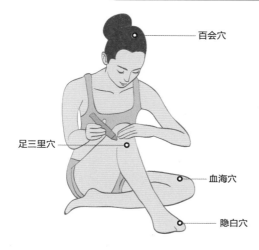

百会穴

足三里穴

血海穴

隐白穴

步骤①： 拇指按摩百会穴、血海穴、足三里穴、隐白穴。每穴按摩1~5分钟。

步骤②： 手持艾条依次温灸百会穴、血海穴、足三里穴、隐白穴。每穴5~10分钟。

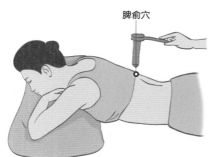

脾俞穴

步骤③： 拇指按揉脾俞穴1~3分钟，然后以艾条温灸此穴10~15分钟。

 操作要领

▶ ① 按摩穴位的同时用酒精灯点燃艾条。
② 注意观察受灸者对温度的反应，并适时调整。
③ 手法上采用雀啄灸、回旋灸、定点温灸配合运作。
④ 注意随时清理艾条上的艾灰，以免掉落烫伤受灸者。
⑤ 每穴以皮肤红润为度。

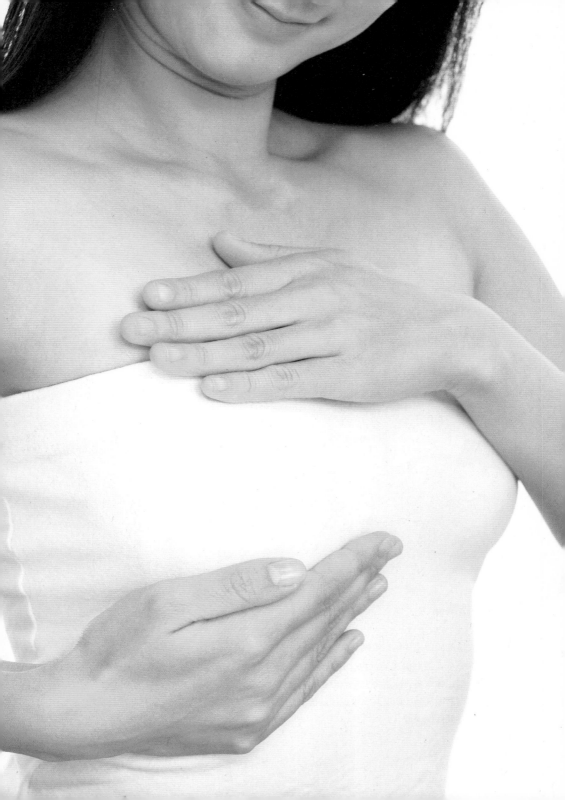

第三章

更年期乳房保养

乳房，成全了女人的曲线和美丽，
但对于女人胸前这一道风景，
除了关心她的外形和尺寸，我们更要关注它的健康。
当乳房出现下垂、小肿块、疼痛等问题，
你心中会不会有阴影？
不要紧张，也不要轻视，
从现在起，好好爱护你的乳房吧！

一、需要警惕的几种乳房疾病

乳房为女性的曲线美做出了大贡献，但其实它很脆弱。资料显示，25~45岁女性中，每4个人中就有1个患有不同程度的乳腺疾病，令人谈之色变的乳腺癌发病率也是逐年上升。为了美丽与健康，女性朋友要防微杜渐，时刻关注乳房健康。

乳腺炎

✳ 靳女士38岁喜得二胎，宝贝得不得了。谁知哺乳才一个月，靳女士的乳头就开始皲裂、胀痛、红肿发热，根本就不敢喂奶，一喂就痛，严重时碰都不敢碰。看着孩子饿得"哇哇"大哭，靳女士又心疼又难过，去医院检查确诊为乳腺炎。靳女士不知道怎么办才好。

乳腺炎注意事项

● 防止乳汁淤积和细菌感染。一定要保持乳头的清洁，最好用温开水清洗乳房，不要用香皂类等碱性清洁物品，以免乳房局部酸化困难，诱发乳腺炎。

● 定时哺乳。哺乳时将乳汁吸净；假如乳头已有破损或皲裂，应暂时停止哺乳，待伤口愈合后再进行。

● 保持愉悦心情，避免抑郁。尽可能不生气。

乳腺炎是女性常见的一种病症，常见于哺乳妇女，症状表现为乳房肿痛、皮肤微红、排乳不畅、恶寒发热、口渴等，发病率占乳腺疾病的首位。病因主要有乳腺管阻塞、乳汁淤积，或因婴儿吸乳时损伤乳头所导致。此外，产妇产后体质虚弱免疫力下降、包裹太严、出汗较多、清洗不够、乳房局部潮湿、哺乳期乳房受挤压、撞击等也容易诱发乳腺炎。

另外，乳腺炎的发病原因也包括精神因素。精神过于紧张、情绪过于激动等不良精神因素，可改变人体内环境，影响内分泌系统功能，使原本该复原的乳腺组织得不到复原或复原不全而致病。

乳腺增生

乳腺增生是女性最常见的乳房疾病，据调查有70%~80%的女性都有不同程度的乳腺增生，多见于25~45岁的女性。其主要症状为乳腺胀痛，可同时累及双侧，但多以一侧偏重。

乳腺增生保健要点

● 按时作息，保持心情舒畅，加强体育锻炼，避免过度疲劳，保持乳房清洁。
● 心态轻松乐观。心理过度紧张、忧虑悲伤，造成神经衰弱，会加重内分泌失调，促使乳腺增生加重，所以要少生气，保持情绪稳定。
● 每月1次乳房自查。自查如发现异常或与以往不同体征时，应及时到医院就诊。
● 积极参加乳腺癌筛查或每年1次乳腺体检。
● 临床上发生乳房肿块除了乳腺增生外，还有乳腺纤维腺瘤、乳腺囊肿等，因此发现肿块要确定病因，对症治疗。

乳腺癌

乳腺癌是恶性肿瘤，全世界每年有50万女性死于乳腺癌。早期乳腺癌乳房有肿块、乳头溢液、瘙痒、糜烂、凹陷、乳晕异常、淋巴结肿大等症状，但也可能根本没有明显症状。乳腺癌是可以治好的，并且越早发现越容易治疗，复发率也不高。

乳腺癌保健要点

● 建立良好生活方式，不长期过量饮酒，保持心情舒畅。
● 坚持体育锻炼，积极参加社交活动，保持心态平和。
● 养成良好的饮食习惯。少食腌、熏、炸、烤食品，多食用新鲜蔬菜、水果等。
● 少吃含有大量雌激素的食物，不乱用外源性雌激素。
● 养成定期乳腺自查习惯，积极参加乳腺癌筛查，防患于未然。
● 积极治疗乳腺疾病。

爱护乳房，健康生活

中年以后，由于卵巢分泌的激素开始减少，乳房因缺乏雌激素的刺激而逐渐萎缩，腺体逐渐被脂肪组织代替，乳房体积变小，即使增大也是脂肪在增加。此时乳房疾病发生率增高，70%~80%的女性容易得乳腺疾病。因此对乳房突然出现的异常感觉、乳房体积形态的改变、乳头溢液等情况，要立即就诊。对身体多一份尊重，它定会在将来多一份回报。从现在起，让我们一起遵循健康的法则生活，就是对乳房最好的爱护。

了解自己的家族情况

家族遗传因素是乳腺癌患者患病的主要原因之一。比如母亲、姐妹等家庭成员中有患乳腺癌的人，其发病概率比其他人高出四倍。但没有家族病史，并不等于你就不属于高危人群，可以高枕无忧地进入"保险箱"。如果你的家人中有得宫颈癌或其他妇科癌症的，这种基因对你也可能有影响。假如你一向身体比较弱，免疫力低下，乳腺癌也会乘虚而入。如果有这些因素，定期检查是万万不能错过的。

运动对乳腺的帮助功不可没

即使你做的运动与胸部没有任何直接的关联，这个好习惯还是会为你整体的健康状况加分。游泳、做健身操、慢跑——每周至少花5小时在这些"艰苦"运动中的女性，比习惯于久坐、每周运动量不超过30分钟的女性，患乳腺癌的可能性要低20%。运动的另外一个好处在于它能减肥，而肥胖会使你患乳腺癌的风险增加近一倍。另外，运动对于调节情绪有非常积极的作用，研究发现所有的癌症都与负面情绪相关，乳腺癌也不例外。因此，再忙碌都要给自己预留出汗时间。

健康饮食，给身体添加正确的燃料

对食物的选择确实能够影响患乳腺癌的风险。营养学家发现：长时间摄入高脂食品会增加患乳腺癌的危险，而新鲜蔬菜中的维生素 C 是抗氧化剂，能在人体内阻断致癌物的合成，提高身体免疫力。专家发现，每日吃 150 克或更多红肉或加工肉类的绝经女性，比坚持素食或者不食用红肉女性的患乳腺疾病风险高出 56%。因此，多吃鱼、豆类和豆腐等食物，彩色的抗癌水果（红、黄、绿、橙）和大量蔬菜也是超级好的选择。

爱护乳房，拒绝酒精的侵害

酒可作为致癌物（如亚硝胺、霉菌毒素、铅等）的溶剂，长期大量饮酒可使体内营养处于不平衡状态，这是诱发肿瘤的内在环境。每天喝 2 次酒的女性，比那些从不饮酒的人得扩散性乳腺癌的风险要高出 43%。当然，这不是说你要戒掉每晚的那杯红酒，但不要滥饮，尤其不要借酒浇愁。而有家族病史的女性应严格禁酒。

结婚，生育，哺乳

独身、未生育，或 35 岁以后才生育、40 岁以上未曾哺乳或哺乳不正常的女性患乳腺癌的概率较高，这是不争的事实。所以，如果可能，为了健康，请勿将婚期、育龄一拖再拖。当然，发现乳房异常也不必过分紧张，因为女人一生中患各种乳腺疾病的概率是 80% 左右。也就是说，绝大多数女性都会在不同时期遭遇乳腺不适的困扰，但大部分都是良性的。只要及时就医调理，就可以重获健康。

二、自检看你的乳房健康吗

完美坚挺的胸部不但是一个女人性感的体现，更是青春无痕的关键。但过了35岁这个坎儿，乳房的大小和丰满度都开始大幅度缩水，坚挺度更是每况愈下，甚至会出现乳房肿块、乳头溢液等让人心惊肉跳的现象。因此女性一定要自看自摸，学会自己检查乳房的健康状况，如有不适要及时治疗。

乳腺检查的最佳时间

月经正常的妇女，月经来潮后第9~11天是乳腺检查的最佳时间，此时雌激素对乳腺的影响最小，乳腺处于相对静止状态，容易发现病变。在哺乳期出现的肿块，如临床疑为肿瘤，应在断乳后再进一步检查。

另外，健康女性至少一年做一次乳腺检查，可采用的方法有钼靶、B超、磁共振等，确诊率在80%~90%。

乳房自检要检查什么

✱ **皮肤**：乳房皮肤的色泽正常无水肿、皮疹、溃破、浅静脉怒张、皮肤皱褶及橘皮样改变。

✱ **乳头乳晕**：乳晕乳头无局部红肿及其他改变，乳头无凹陷。

✱ **乳头溢液情况**：检查乳头有否溢液，并详查其是自行溢出还是挤压后溢出，单侧还是双侧，溢液的性状如何，等等。

✱ **乳房肿块**：检查乳房肿块的位置、形态、大小、数目、质地、表面光滑度、活动度，及有无触痛等。

✱ **形态**：乳房外观大小及位置正常。

乳房自检四法

乳房自检，可以通过"看、触、卧、拧"的方法自检。

✱ 看：面对镜子，双手下垂，仔细观察乳房两边是否大小对称，有无不正常突起，皮肤及乳头是否有凹陷或湿疹。

✱ 触：左手上提至头部后侧，用右手检查左乳，以手指之指腹轻压乳房，感觉是否有硬块。由乳头开始做环状顺时针方向检查，逐渐向外（三四圈），至全部乳房检查完为止。用同样方法检查右边乳房。

✱ 卧：平躺下来，左肩下放一枕头，将左手弯曲至头下，重复"触"的方法，检查两侧乳房。除了乳房，亦须检查腋下有无淋巴肿大。

✱ 拧：以拇指和食指压拧乳头，注意有无异常分泌物。

乳房自检的结果

✱ 肿块：如果肿块边界比较清楚、质地柔软、活动度好，很可能是良性腺瘤；如果肿块随着月经周期变化，就是常见的乳腺增生。如果质地较硬，和周围组织有粘连，不疼，伴有腋下、锁骨上、颈部淋巴结肿大，则很可能是乳腺癌的症状。

✱ 疼痛：如果周期性疼痛是乳腺增生；如果疼痛持续存在，并靠近胸骨，可能是胸壁的肋骨增生；如果疼痛的同时发现肿块、乳头凹陷、皮肤橘皮样变等症状，则可能是乳腺癌。

✱ 乳头溢液：如果乳头的分泌物只是浆液性或乳汁性的，很可能是乳腺导管扩张或者是胸部良性的垂体瘤。如果乳头溢液成血性则可能是乳腺癌。

三、乳房松弛下垂的烦恼

　　拥有完美坚挺的胸部是每一个女人的梦想。但随着岁月的迁移，乳房的大小和丰满度都会开始大幅度缩水，坚挺度更是每况愈下。怎么能让"双峰"不受地心吸引力的影响呢？这并不是扭转时空的难事儿。只要发现乳房有松弛的苗头，立刻阻击，你完全有能力让它恢复如初。

乳房随年纪增长而下垂

✱ 郭女士年轻的时候，胸部饱满圆润，走在路上回头率很高。后来结婚怀孕，生下孩子后又母乳喂养，郭女士有点轻微的胸部下垂问题，所幸经过正确的锻炼和保养，又恢复了坚挺。但是令她没想到的是，随着年纪的增长，曾经烦恼过的乳房下垂问题又来了，并且更严重了：不穿内衣的时候，胸部垂下来像两只布袋子，难看死了。郭女士心里很郁闷，自信大打折扣，话都不爱说了。

　　女人到了35岁，乳房的组织开始丧失，大小和丰满度因此下降。从40岁起，女人乳房开始下垂，乳晕（乳头周围区域）急剧收缩。随着年龄的增长和地心引力的不断作用，女人的胸会慢慢开始下垂，肌肤会越来越缺乏弹性，而且外扩现象会更明显。究其原因，是因为肌肤的细胞代谢变慢，骨胶原和弹性纤维逐渐失去了弹力。如果不注意胸部保养，不但无法维系迷人的身姿，还有可能患上乳腺增生、乳腺癌等疾病。

如何保持乳房曲线

　　想要保持曼妙身材，胸部的曲线是关键。如何给予乳房贴心照顾，让其再现少女胸型？与其冒险让胸部接受"刀光剑影"的风险，不如"文火慢炖"，给自己开小灶，独享那些雌激素与胶质更丰富的食物；或者把看电视的时间用来做扩胸运动和俯卧撑；也可以选择一个周末，去做一次美胸精油按摩。

运动练就"少女峰"

亲水游泳。水对胸廓的压力不仅能使呼吸得到锻炼，胸肌也会格外发达。尽量选择户外游泳，在日光的温和刺激下，乳房的韧性和弹性增强，会变得饱满、秀美。

3分钟丰胸操。选择一个力量不那么强的拉力器，坐在固定的椅子上，把手慢慢拉向身体两侧，然后慢慢控制拉力器，再把双手回归至前胸，如此重复15次，注意体会双乳挺拔、乳沟挤压的感觉。

擅用保养品来按摩

事实上，想借由涂抹普通的美胸产品让罩杯由小变大，理论上是不可能的事情。市面上的美胸产品，主要功效还是在于改善胸部老化与下垂。让双乳变得更坚挺与紧实，最关键的是在使用美胸保养品时配合按摩手势，例如画圆涂抹来促进保养成分的吸收，一来是让肌肤表面更光滑，再者亦可间接刺激雌激素分泌，以达到理想的美胸目的。同时涂抹的过程也是一个胸部按摩过程，经常按摩不但能使乳房保持美好的形状，更有利于自我健康检查。

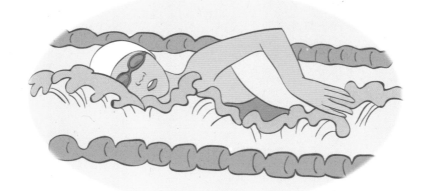

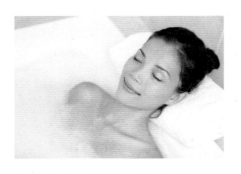

淋浴和睡眠，让乳房更美丽 ▶

　　每天沐浴的时候以冷、热水交替，利用水柱力由下往上冲洗、刺激胸部，能活化胸部的血液循环，在增加胸部紧实度的同时，胸部的肌肤也会变得更加紧致而富有弹性。最好使用刷子按摩身体肌肤，这样既能促进供血，还能刺激淋巴循环，让全身的细胞都在不知不觉中运动起来，身体的结缔组织慢慢紧绷，胸部肌肤也变得更加紧致。

　　在睡眠中护胸是一种很放松的方法。其实侧卧或仰卧都是有助于胸部健康的。但不要面朝下睡，以免使胸部受到过多挤压，导致乳房提前老化、皮肤松弛。

美胸健胸小食谱 ▶

　　猪蹄、鸡爪、海参，这些食物有丰富的胶质，可以增加胸部弹性，其中的蛋白质还可以促进激素分泌，帮助胸部发育。莴苣、山药这两种植物，含有丰富的植物性激素，对胸部发育有一定帮助。木瓜是很好的丰胸食品，尤其是青木瓜含有较多的木瓜酵素，添加肉类一起炖食，能帮助蛋白质消化，促进乳腺发育。麦片加脱脂牛奶，也具有丰胸的效果。记住一定要脱脂牛奶，如果是一般的牛奶，在丰胸的同时会丰满腰部，所以对于只想丰满胸部的女性来讲，一定要搭配脱脂牛奶。

四、丰胸防病的食疗方

挺拔而丰满的乳房，显现出女性的魅力和活力，是女人最美的曲线。而家庭常见的食疗方，寓治于食，使人在享受美味之中，不知不觉达到防病治病、丰胸之目的，方便实用。

丰胸防下垂的食疗方

黄芪红枣茶

将3~5片黄芪和3枚红枣，用沸水冲泡，待温热时饮用。**此方可以排除体内毒素，美容养颜，调节内分泌，促进第二性征发育。**

玉女补乳酥

花生米100克，去核红枣100克，黄豆100克。将花生米及黄豆连皮烘干后磨成粉，红枣切碎，与花生米、黄豆粉充分拌匀，加少许水后，将其揉成小球，再压成小圆片；用烤箱预热10分钟，再以150℃烘烤15分钟即可。**此方可以刺激雌激素分泌，对丰胸很有好处。**

毛巾扩胸操

站立姿势，双脚分开与肩同宽，将毛巾围绕在腰间，并夹紧腋部，手臂向内交叉拉伸，保持这个动作8秒，之后放松，并重复做10次。**这个毛巾扩胸操可以起到紧实胸部、提高胸线、加深乳沟及预防乳房下垂的作用。**

会吃让乳房更丰满

黄芪焖猪蹄

黄芪30克，怀山药30克，红枣10枚，花生米100克，黄豆50克，猪蹄1只。将猪蹄斩成小段先煮半小时，除去污沫，将黄豆、黄芪、花生米、怀山药、红枣等一起下锅，放入姜、葱、盐，小火煲至猪蹄酥烂即可。每周服用2~3次，半个月为1个疗程。**此方补气健脾，益气升阳，能增加身体的脂肪含量，起到丰胸效果。**

木瓜带鱼汤

鲜木瓜150克，带鱼250克。将鲜木瓜洗净切片。带鱼去除内脏，不要刮去鱼身表面的银白色物质，切成块，与木瓜一同放入锅中煮，加入酱油、醋、葱花、姜等调味即可。每天食用1次，连续食用半个月。**此方可提高胸部对蛋白质的吸收水平，满足胸部发育所需营养。**

木瓜茶

把木瓜切成木瓜盅，掏出种子，放入茶叶，倒上开水，加上盖子，过几分钟即可。或者在木瓜盅里放四五块猪排，根据口味加少许蒜末、辣椒、蚝油、米酒等，放入锅中清炖40分钟即可。**此方可促进卵巢雌激素合成，使女性胸部丰满。**

花生红枣黄芪粥

黄芪20克，花生米100克，去核红枣100克。将3种食材洗净同煮成粥即可。经期后连食7天。**此方健脾和胃，益气养血，可达到丰胸效果。**

防治乳腺增生的食疗方

海带鳖甲猪肉汤

海带120克，鳖甲60克，猪肉200克。将鳖甲弄成小碎块，猪肉切小块，沸水汆一下，加料酒去腥味。热水把海带泡开，切成丝。把猪肉块倒入盛有热水的砂锅中，把海带丝、葱、姜、鳖甲倒进锅里，大火煮15分钟，换小火再煮1.5小时，加入适量胡椒粉、盐、味精，搅匀即可。每日2次，温服。孕妇和脾胃虚寒的人慎服。**此方可抑制催乳素，对防止和治疗乳腺增生很有效。**

莲藕煮水

莲藕50克，蒲公英40克。将莲藕切成片。将莲藕、蒲公英分别用清水冲洗一下，去除杂质，放入锅中，加水煎煮，去渣取汁；取2次过滤药汁，混匀后即可服用，每日1剂，分3次温服，连服3~5日。**本方适用于急性乳腺炎、乳腺增生。**

葱须丸

葱须不限量，枯矾少许。将葱须洗净，切碎，放入枯矾同捣为泥，捏成小丸如黄豆大，每次服4丸，每日2~3次，服后微发汗。**本方治乳疮，具有消肿散瘀、行气活血的作用。**

韭菜鸡蛋敷

韭菜60克，鸡蛋2个。将韭菜鸡蛋放锅内炒至半熟，用布包好敷在患侧腋下，挤紧即可。**此方温中行气，散瘀解毒。**

预防乳腺炎的小妙招

橘核饮

橘核25克，泡水代茶饮。7天为1个疗程。**橘核味苦性平，具有理气、散结、止痛的功效，可用于疝气疼痛、乳痈乳癖，预防及治疗急性乳腺炎。**

猪蹄煲

猪蹄1只，金银花30克，白芷、桔梗、漏芦、赤芍各10克，茅根15克。将药物混合装入纱布袋中，把纱布袋与猪蹄一起水煮，待猪蹄快熟时加其他调味品，喝汤。**有治疗乳腺炎的疗效。**

黄花菜炖猪蹄

干黄花菜25克，猪蹄1只，盐适量。将干黄花菜泡发，撕成细丝；猪蹄处理干净，剁成小块，共放入锅中，加水炖煮，加盐调味，煮熟后吃肉、喝汤，每日1剂。**本方适用于乳腺炎初期。**

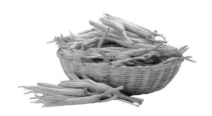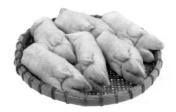

五、艾灸助你珠圆玉润

　　乳房是女人重要的性别特征，但是乳房下垂、各种乳房疾病等，让女人不堪重负，变成了形象邋遢、浑身负能量的大婶。有没有一种不用打针也不用吃药的良方来驱除这些讨厌的问题呢？试试艾灸吧，活血化瘀、扶阳固脱，帮你消除这些烦恼，成为珠圆玉润的美丽女人。

滋养胸部，预防下垂

取穴精要：

天宗穴： 在肩胛部，当冈下窝中央凹陷处，与第四胸椎相平。艾灸此穴能防止乳房下垂。

中府穴： 胸前壁的外上方，平第一肋间隙，距前正中线6寸处。艾灸此穴能促进乳房部位的血液循环。

膻中穴： 在胸部，前正中线上，平第四肋间，两乳头连线的中点。艾灸此穴能让胸部得到充分的滋养。

乳根穴： 在胸部，乳头直下乳房根部第五肋间隙距前正中线4寸处。艾灸此穴能促使结块消散。

取穴技巧

天宗穴 肩胛冈下窝的中央凹陷处

中府穴 胸前壁的外上方，平第一肋间隙，距前正中线6寸处

膻中穴 两乳头连接线与人体中线交接处

乳根穴 位于人体胸部，乳头直下，乳房根部凹陷处

灸法：有烟艾条灸

疗效指数：★★★★☆　环保指数：★★★☆☆
便利指数：★★★☆☆　安全指数：★★★★☆

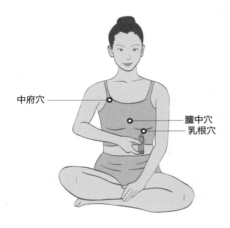

中府穴
膻中穴
乳根穴

步骤①： 先做整个乳房护理按摩，以理法疏导为主，然后拇指重点按揉乳根穴、膻中穴、中府穴，每穴3分钟。之后以艾条灸之，每穴5~10分钟。

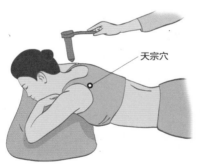

天宗穴

步骤②： 俯卧位，拇指点揉天宗穴5分钟，左右各一。之后以艾条温灸，左右各一，每穴约10分钟。

 操作要领

▶① 按摩穴位的同时用酒精灯点燃艾条。
② 注意观察受灸者对温度的反应，并适时调整。
③ 手法上采用雀啄灸、回旋灸、定点温灸配合运作。
④ 注意随时清理艾条上的艾灰，以免掉落烫伤受灸者。
⑤ 每穴以皮肤红润为度。

舒经活络，缓解乳腺炎

取穴精要：

肩井穴： 在肩上，当大椎与肩峰端连线的中点上，在前胸部正对乳中处。艾灸此穴对缓解乳腺炎有很好的效果。

天宗穴： 在肩胛部，当冈下窝中央凹陷处，与第四胸椎相平。艾灸此穴能舒经活络，通畅胸部周围血气，有效防治乳腺炎。

膻中穴： 属任脉的穴道，在人体的胸部，人体正中线上，两乳头之间连线的中点。膻中穴靠近乳房，艾灸此穴具有行气活血的作用，能治疗乳腺炎等乳房疾病。

乳根穴： 在胸部，乳头直下乳房根部，第五肋间隙距前中线4寸处。艾灸此穴时，灸条的温热直接作用于乳房结块部位，能活血行气，帮助促使结块消散。

取穴技巧

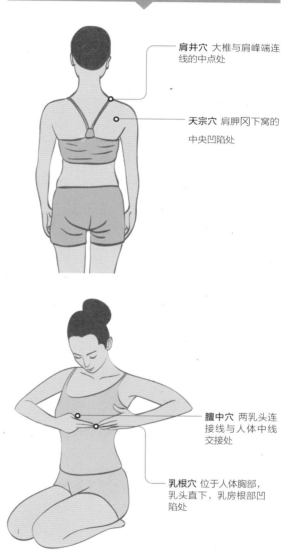

肩井穴 大椎与肩峰端连线的中点处

天宗穴 肩胛冈下窝的中央凹陷处

膻中穴 两乳头连接线与人体中线交接处

乳根穴 位于人体胸部，乳头直下，乳房根部凹陷处

灸法：艾条灸

疗效指数：★★★★☆ 环保指数：★★★☆☆
便利指数：★★★☆☆ 安全指数：★★★★☆

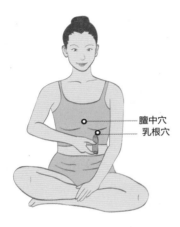

膻中穴
乳根穴

步骤①： 仰卧位，做整个乳房护理按摩，以理法疏导为主，拇指重点按揉乳根穴、膻中穴、肩井穴，每穴3分钟。之后以艾条灸之，每穴5~10分钟。

步骤②： 俯卧位，拇指点揉天宗穴5分钟，左右各一。之后以艾条温灸，每穴约10分钟。

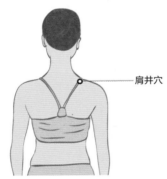

肩井穴

🌸 操作要领

▶ ① 按摩穴位的同时用酒精灯点燃艾条。

② 注意观察受灸者对温度的反应，并适时调整。

③ 注意随时清理艾条上的艾灰，以免掉落烫伤受灸者。

④ 手法上采用定点温灸、回旋灸、雀啄灸配合运用。

⑤ 每穴以皮肤红润为度。

⑥ 炎症发作期禁止灸疗。

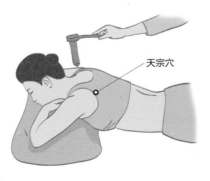

天宗穴

六、健胸瑜伽，美胸更防病

35岁以后，女人胸部的坚挺很重要。而最为见效的方法就是运动，锻炼胸肌。我们不需要像男人那样，练出"蓬勃"的胸大肌，我们只需要让胸肌更有力量。运动可以塑造支撑乳房的胸部肌肉。

瑜伽攻略：前伸展式

这个体式伸展腿、腹、胸、颈等各部肌肉，畅通全身的经络，加速全身血液循环，而胸部是经络的集中区，胸部供血充足，能使胸腺分泌平衡，预防乳腺增生和乳房疾病。同时，这个体式能够缓解压力造成的肌肉紧张，使心情放松，让乳房不受精神压力的危害。

最佳练习时间：清晨、傍晚
最佳练习次数：3~5次
方便系数：★ ★ ★ ★
呼吸方式：腹式呼吸
禁忌人群：手腕或肩部受伤的人、刚做完手术的人、孕妇

✿ 练习要诀

▶当身体抬起时，要使双臂与地面垂直，整个脚掌贴地，颈部完全放松，并试着收紧臀部。

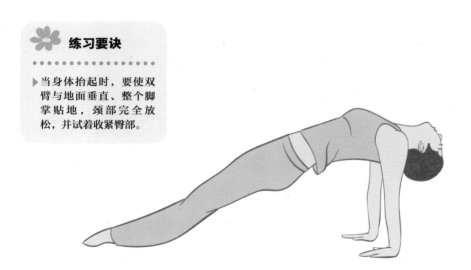

步骤①：正坐，腰背挺直，双臂放在身体两侧，指尖触地。
步骤②：吸气，将臀部轻轻抬起，脚掌贴地，头部自然后仰。保持数秒，呼气还原。

瑜伽攻略：双莲花外撑式

莲花坐能帮助我们促进上半身的血液循环，促进心脏的造血功能，让胸部供血充足。这个体式在莲花坐姿的基础上，用双臂支撑身体，不仅能按摩我们的胸腺，还能刺激腋下淋巴排毒，让经络更加畅通。最重要的是，做这个体式时自然呼吸，能使我们内心平静。

最佳练习时间：
下午4点
最佳练习次数：1次
方便系数：★★
呼吸方式：腹式呼吸
禁忌人群：手腕或肩部受伤、膝盖活动不便的人

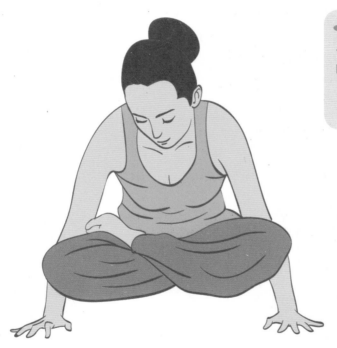

练习要诀

▶ 这个动作会对腕部造成很大的压力，因此要循序渐进地练习，并保持整个身体的平衡。

步骤①： 坐在地上，弯曲右腿，将右脚放在左大腿上，弯曲左腿，将左脚放在右大腿上，以莲花坐坐好。双臂放在身体两侧，指尖触地。

步骤②： 身体微微前倾，双手放在膝盖两侧，双掌撑地。

步骤③： 吸气，用双臂的力量支撑起身体，双腿离地且保持莲花坐姿。保持数秒，呼气，放松还原。

瑜伽攻略：敬礼式

双掌合于胸前，吸气、抬头的动作能提升膈膜，给双乳一个向上的牵引力，有助于胸部提升。当双臂带动身体向前时，能够拉伸刺激乳房乳腺，不仅促进乳房发育，长期练习还能防止下垂哦。

最佳练习时间：
早上8点、傍晚6点
最佳练习次数：2次
方便系数：★ ★ ★ ★
呼吸方式：腹式呼吸
禁忌人群：高血压、眩晕症患者

❀ 练习要诀

▶ 练习时，将双膝充分打开，将更有利于身体的放松。

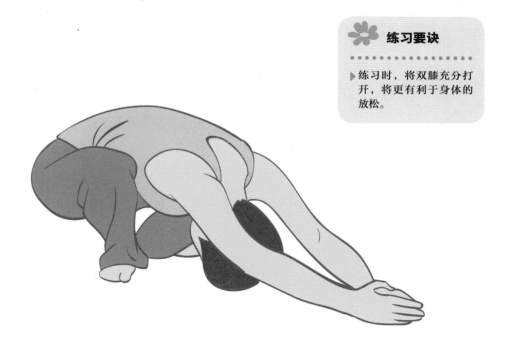

步骤①：基本站姿，双腿伸直并拢，双手自然垂于体侧。

步骤②：双脚脚尖左右分开，脚后跟靠拢。

步骤③：身体下蹲，打开双膝，身体微微前倾，双手向双膝两侧伸展，指尖触地，双眼目视前方。

步骤④：吸气，抬头，眼睛看向前上方。双掌于胸前合十，双肘推双膝，使之尽量向外展。

步骤⑤：呼气，臀部位置保持不变，双臂向前向下伸直，直至小指触地。低头面朝下，上半身向下弯直至前额触地。吸气，保持数秒，呼气，还原。

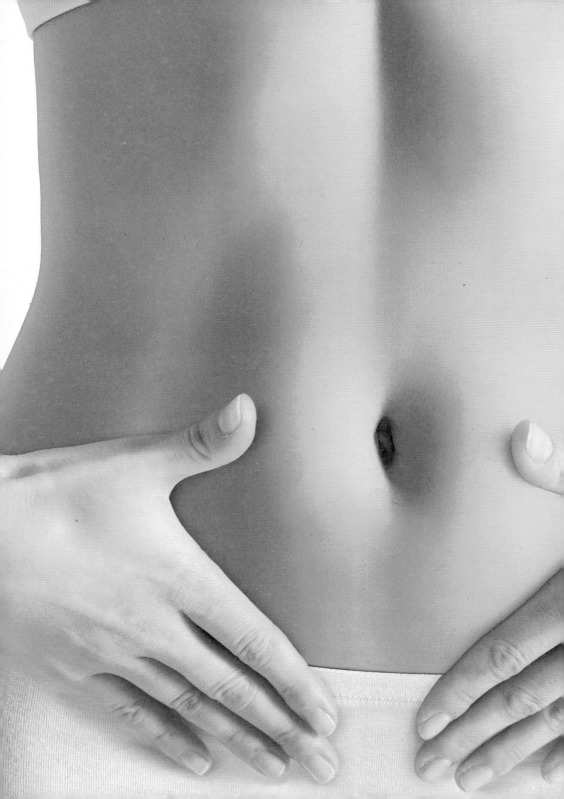

第四章

子宫和卵巢

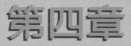

影响更年期

子宫——我们在这个世上第一个温暖的家，
卵巢——女人生命之源和青春动力的后花园，
它们调养着我们的身材、容貌、生育和健康，
陪伴着我们从风华正茂走向衰老。
好好爱护子宫和卵巢，
就能拥抱健康和美丽。

一、子宫和卵巢对女人的重要性

子宫维持内分泌平衡

　　子宫是女人独有的脏器，是我们在这世界上第一个温暖的家。它既是孕育胎儿的器官，又是非常重要的内分泌器官，就像一块肥沃的土地，源源不断地提供我们身体所需要的多种激素，维持体内的内分泌水平，同时起着增强免疫力、保护身体免受感染的作用。

　　子宫影响着女人的一生，除了具有月经、生育以及参与内分泌等作用以外，还可以起到一定的保护功能，让女性朋友的身体避免细菌的感染，维持身体的内分泌平衡，以及保护卵巢的作用。

月经功能

　　每月一次的月经来潮是成年女性健康的标志，也是成年女性新陈代谢的重要组成部分，具有促进女性造血系统的更新、排除体内毒素等作用。

生育功能

　　生育功能是完成人类繁殖、延续的重要功能。

免疫功能

　　子宫作为全身免疫系统中的一个环节，在维持女性全身免疫功能方面起到一定的作用。

内分泌功能

　　子宫除为双侧卵巢提供50% ~ 70%的血供维持卵巢的功能外，本身还分泌许多激素，如前列腺素、泌乳素、胰岛素生长因子、松弛素、上皮生长因子、内皮素、细胞因子及酶等。

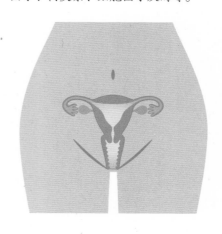

卵巢支撑女人生理特征

卵巢是女性最重要的生殖器官，被称为女性健康美丽的源泉。当皱纹与色斑在脸上悄然浮现，当一切的娇艳成为曾经，当失眠与焦躁带来黑黑的眼圈、深深的眼袋，还会出现暴躁的性情、莫名的哭泣、无端的恼怒……这一切的变化，均源自卵巢！卵巢主要有两大功能：

产生卵子并排卵

卵巢就像女人体内的一个小花园。在小的时候就已成形，里面藏着有许许多多个"种子"——卵子。随着女孩长大，卵巢分泌出雌激素和孕激素（或称黄体酮），就像肥料一样，滋养"种子"也慢慢长大、成熟，终于有一天离开了生养它的"花园"，到了另一个地方——输卵管里，等候着精子的到来。

合成并分泌性激素

如雌激素、孕激素、雄激素等20多种激素和生长因子，控制着人体骨骼、免疫、生殖、神经等九大系统的400多个部位，维持这些器官的青春和活力，并支撑着女性的生理特征：皮肤润泽、白嫩细腻、线条柔润美丽、乳房丰盈挺拔、体型凹凸有致、体香怡人、年轻美丽等。

卵巢受损或早衰，必然导致卵巢功能减退，使女性皮肤松弛、粗糙干燥，面色萎黄、黄褐斑、皱纹增多加深，乳房萎缩下垂，局部脂肪堆积，体重增加。还会引起失眠、烦躁焦虑、月经不调、性生活质量下降、更年期提前等。

二、呵护子宫，警惕子宫病

子宫肌瘤是女性生殖器官中最常见的一种良性肿瘤，也是人体中最常见的肿瘤之一。资料显示，30～50岁的女性发病率约为40%，以40～50岁发病率最高，占51.2%～60.9%。近年，发病率呈上升趋势，而且趋向年轻化，成为名副其实的"妇科第一瘤"。

女性朋友如果有以下症状，要赶紧去医院检查，发现病情及时治疗：

✳ 月经量增多、经期延长或周期缩短；

✳ 腹部有包块及压迫感，尿频、尿急、大便不畅、排便后不适；

✳ 下腹坠胀、腰背酸痛；

✳ 白带增多，血性或脓性白带；

✳ 贫血。

其他常见的子宫疾病

宫颈癌

宫颈癌指的是宫颈上皮癌，最常见的是宫颈鳞状上皮癌。进入更年期后，子宫颈组织会发生退行性变化，子宫颈逐渐萎缩，变短变硬，表面苍白，上有小出血点。由于绝经后颈管向内推移，在宫颈阴道部鳞状上皮交界线处，就容易发生宫颈癌。其主要症状包括不规则阴道出血、性交后点滴出血、阴道分泌物增多等。

子宫内膜癌

这是妇科生殖系统最常见的恶性肿瘤之一，是原发于子宫内膜的上皮性恶性肿瘤。子宫内膜癌的发生一般与雌激素、肥胖和子宫内膜增生有关。它主要发生在女性绝经后，58～60岁的女性为多发人群。

提早预防"女性杀手"

宫颈癌是仅次于乳腺癌的女性第二杀手。而子宫内膜癌和子宫肌瘤的发病年龄也开始有年轻化的趋势，在35~45岁的女性中最常见。面对这些"女性杀手"，我们既不能太过轻敌，也不能诚惶诚恐。只要发现得早，也能有效扭转这一局面。

♥ 保持良好的生活方式

不吸烟。抽烟会增加罹患宫颈癌的概率，削弱身体免疫力而使子宫颈癌细胞加速发展。抽烟产生的一些物质还会导致宫颈癌细胞的发展。

少生气。压力过多、经常紧张、情绪抑郁的女性容易促使雌激素分泌量增多，且使其作用加强，有时可持续几个月甚至几年，这也是子宫肌瘤产生的重要原因。

♥ 定期做妇科体检

晚婚、性伴侣单一、注意性卫生，为女性远离宫颈癌上了一道道保险。而定期做妇科检查，是在洁身自好之外给自己的又一重关爱。宫颈炎患者发展为宫颈癌的概率是正常人的7倍。如果定期做妇检，做一次宫颈刮片检查就可以了。万一在早期发现宫颈癌，治愈率可达1000%。

♥ 和谐的性

安全而卫生的性生活是女性宫颈的保护神。如果性生活放纵，或未成年便开始性生活，会使宫颈糜烂的概率提高。如果性生活过多或太少，容易引起激素分泌紊乱，导致盆腔慢性充血，诱发子宫肌瘤。另外，人工流产次数过多可能会导致子宫肌瘤。

♥ 顺其自然做母亲

妊娠、生产是调理体内激素水平的好方法。怀孕时，子宫受雌激素、孕激素的影响会发生一次完整的变化，相当于一次系统重组，这样一来，原来可能的激素分泌紊乱等不稳定因素都被重新调理正常了，也就减少了一些激素依赖性疾病的发生率。女性一生中如果有一次完整的孕育过程，能够增加10年的免疫力，而这种免疫力主要针对妇科肿瘤。

三、卵巢生病，后果很严重

对于女人来说，卵巢是重要的内分泌腺体，与女性的容貌、情绪、健康等息息相关。卵巢功能不好会影响雌激素分泌，进而影响性功能、肤质、肤色和三围体态，甚至对女性的身体健康造成非常严重的后果。

* 影响雌激素分泌及性功能、肤质、肤色和三围体态，使脸部发黄、体态臃肿、阴道发干，提早进入黄脸婆时期，即衰老来临。

* 导致新陈代谢紊乱，尤其是骨代谢失衡，造成钙流失加速，不仅使女性面临骨质疏松的危险，还增加了患心脑血管疾病的机会。

* 影响自主神经系统功能，女性可出现全身潮热、出汗、情绪不稳定等更年期综合征的表现，严重的可发展成抑郁症。

* 导致女性出现皮肤黏膜缺乏弹性、乳腺萎缩、阴道分泌物减少、外阴萎缩等女性特征提前退化的症状。

* 月经周期缩短。少数患者月经周期完全紊乱，通常表现为经期缩短、月经稀发、经量减少而逐渐闭经。

卵巢癌的威胁

如果偶尔觉得腹部不适、有压迫感，同时伴有腰痛、长期不明原因的消化道或泌尿道炎症，下肢及外阴部水肿，千万不能忽视，这些都可能是卵巢癌发出的黄牌警告。如果在前期发现，并能认真对待及时治疗，意味着90％的患者可以多活5年。

卵巢癌主要与遗传和家族因素、环境因素有关。此外，未孕女性卵巢癌发病率比较高。因此有上述高危因素的女性，最好多吃高蛋白、富含维生素A的食物，避免高胆固醇食物。30岁以上女性应每年进行妇科检查。

预防卵巢癌的生活习惯

数字显示，60％的恶性肿瘤的发病与生活习惯有关。卵巢癌也不例外。当生活压力、环境污染、垃圾食品以及恶性生活习惯让我们最终付出健康的代价时，我们才蓦地发现，日常不被注意的点滴都成了日后核算健康的重要数据。那么，先让我们来看一看，该如何预防卵巢癌。

卵巢癌的高危人群

月经史：月经初潮早、未孕、晚孕、绝经晚等都可增加卵巢癌发生的概率。

家族史：遗传因素与卵巢癌的发生有密切的关系，10％的卵巢癌有明显的遗传性。家族中有患卵巢癌、乳腺癌或结肠癌的女性，患卵巢癌的概率增加。

环境因素：工业污染、吸烟、放射线照射均与卵巢癌的发生有一定的关系。

时常摸摸自己的腹部

时常触摸自己的腹部，看有无包块，是及早发现卵巢癌的有效方法。触摸的方法是：清晨起床排空小便后平躺在床上，双腿稍屈，从小腹部的一侧摸到另一侧。如发现包块是硬状异物，即可疑为肿瘤，应立即上医院，请妇科大夫做盆腔触诊和相应的检查，比如结合影像检查，以做到对自己的健康状况心中有数。

远离卵巢癌，多吃蔬菜

最新医学研究显示，多吃某些蔬菜，可以对预防女性卵巢癌起到辅助作用，并增加已患癌症者的存活率。具体的种类包括十字花科蔬菜，如西蓝花、甘蓝菜、花菜、圆白菜、小白菜等；或是含丰富维生素E的天然食物，如大豆等。

控制体重，少吃高脂肪食物

调查发现：生活在富裕地区的女性发病率高，可能与饮食中脂肪含量，特别是动物脂肪含量高有关。而鱼虾、豆类中的蛋白质关系着我们人体组织的建造修复以及免疫功能的维持，因此建议以低脂乳制品类、豆类和鱼虾类为主要蛋白质来源。多吃蔬菜水果等含维生素和纤维素的食物，它们能稀释各种致癌物质，具有良好的防癌功效。

四、食疗养护子宫和卵巢

有一些女性稍有不适就买药吃，但"是药三分毒"，一些药物对肝、肾有损害，频繁吃药会使毒素堆积体内，影响健康，所以用药需特别谨慎。其实很多小病小痛，可以利用食物的特性，帮助疾病的治疗和身心的康复，达到"有病治病，无病强身"的目的，并对人体无不良反应。

保养卵巢的食疗方

丹参黄豆汤

黄豆50克，丹参10克，蜂蜜适量。将黄豆洗净用凉水浸泡1小时，与丹参一起放入锅中煲汤，至黄豆煮烂，拣出丹参，加蜂蜜调味即可。每天1次，2周为1个疗程。此方可活血补血、健脾益气，很好地保养卵巢。

刀豆壳橘皮饮

准备刀豆壳10克，橘皮6克。将刀豆壳、橘皮洗净，入锅，加水煎煮30分钟，去渣取汁即成。此方具有疏肝解郁、理气化痰的功效，适用于肝郁气滞型卵巢早衰。

枸杞红枣鸡蛋汤

枸杞子30克，红枣10枚，鸡蛋2个。将枸杞子洗净，红枣去核，一起放入锅中，加适量清水煮沸后，加入鸡蛋煮熟，调味即可。此方具有滋补肝肾、补气养血功效，对卵巢保养很有益处。

养护子宫的食疗方

核桃仁粥

核桃仁15克，鸡内金12克，粳米100克。将核桃仁、鸡内金捣成粉，加清水研制去渣，同淘洗净的粳米煮粥，即可食用。分顿食用，连服7天。**此方适用于气滞血瘀、腹中瘀滞疼痛的患者。**

花生丁香猪尾汤

猪尾90克，丁香、花生米各少许。猪尾洗净斩成段，放入开水中氽透捞起，将猪尾、丁香、花生米放入瓦罐加适量水，用武火烧开后改文火煲2.5小时，加盐调味即可。**此方对寒凝血瘀所致的子宫肌瘤有很好的疗效。**

艾叶当归瘦肉汤

艾叶、当归、元胡各9克，猪瘦肉60克，盐适量。将猪瘦肉洗净后切成片。将元胡、艾叶、当归用水煎煮后滤取药汁。将此药汁与瘦肉片一同入锅炖煮至猪肉烂熟，调入盐，可食肉饮汤。**此方适用于气滞血瘀型子宫肌瘤。**

益母草煮鸡蛋

益母草30克，陈皮9克，鸡蛋2个。将鸡蛋洗净，与益母草、陈皮一起放入锅中，加水适量炖煮至鸡蛋全熟，将熟鸡蛋捞出，剥去外壳后放回锅中炖煮5分钟，放少许盐调味，即可去渣、食蛋、饮汤，每天服1剂。**本方适用于气滞血瘀型子宫肌瘤。**

五、艾灸改善子宫和卵巢功能

艾灸具有温经散寒、行气通络、扶阳固脱的作用，具备改善人体系统的功效，能提高人体的抗病能力，有助于多种疾病的康复，并且成本低，无不良反应，经济实用，操作简单，女性朋友可以在家做哦。

艾灸守护子宫健康

取穴精要：

百会穴： 在头顶部，正中线上，两耳尖连线中点，或前发际中直上5寸处。艾灸此穴能升清阳举下陷。

中脘穴： 在腹部，前正中线上，脐上4寸处。艾灸此穴有健脾和胃、化湿和中的作用。

神阙穴： 在腹部，前正中线上，肚脐凹陷处。艾灸此穴能温阳救逆、利水固脱，防止子宫脱垂。

维胞穴： 下腹部，当髂前上棘下内方凹陷处，平关元穴。艾灸此穴对防治子宫脱垂有非常好的效果。

子宫穴： 在下腹部，脐下4寸，两侧旁开3寸处。艾灸能通过经络温补胞宫，有效预防子宫下垂。

三阴交穴： 小腿内侧，在足内踝尖上3寸处，胫骨内侧后方。艾灸此穴对各种妇科病都有很好的效果。

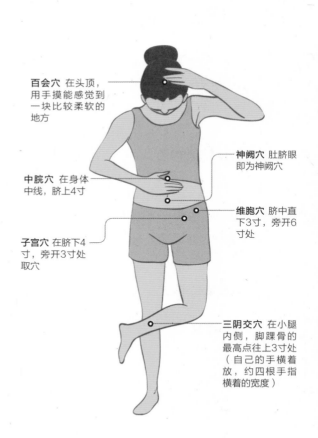

取穴技巧

百会穴 在头顶，用手摸能感觉到一块比较柔软的地方

神阙穴 肚脐眼即为神阙穴

中脘穴 在身体中线，脐上4寸

维胞穴 脐中直下3寸，旁开6寸处

子宫穴 在脐下4寸，旁开3寸处取穴

三阴交穴 在小腿内侧，脚踝骨的最高点往上3寸处（自己的手横着放，约四根手指横着的宽度）

灸法：有烟艾条灸

疗效指数：★★★★☆　环保指数：★★★☆☆
便利指数：★★★☆☆　安全指数：★★★★☆

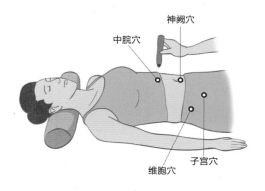

神阙穴
中脘穴
子宫穴
维胞穴

步骤①： 仰卧位，掌心按揉神阙穴，左右环揉36次，之后以拇指按揉中脘穴、维胞穴、子宫穴，每穴1~3分钟。之后以艾条逐一温灸以上诸穴，每穴约10分钟。

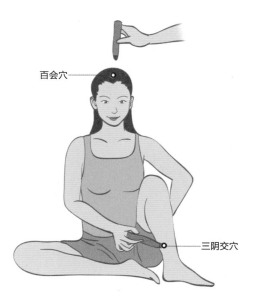

百会穴

三阴交穴

步骤②： 拇指按揉百会穴、三阴交穴各1~3分钟，之后以艾条温灸此二穴各10分钟。先百会穴后三阴交穴。

❀ 操作要领

▶① 按摩穴位的同时用酒精灯点燃艾条。

② 注意观察受灸者对温度的反应，并适时调整。

③ 注意随时清理艾条上的艾灰，以免掉落烫伤受灸者。

④ 手法上采用定点温灸、回旋灸、雀啄灸配合运用。

⑤ 每穴以皮肤红润为度。

艾灸养护女人卵巢

取穴精要:

气海穴: 位于下腹部,前正中线上,当脐中下1.5寸。艾灸此穴能调经固经、益气助阳。

三阴交穴: 位于内踝尖直上3寸,胫骨后缘。艾灸此穴能调经通血。

肝俞穴: 位于背部,第九胸椎棘突下,旁开1.5寸。艾灸此穴能疏肝利胆、理气明目。

肾俞穴: 位于腰部,当第二腰椎棘突下,旁开1.5寸。艾灸此穴能益肾助阳、强腰利水。

取穴技巧

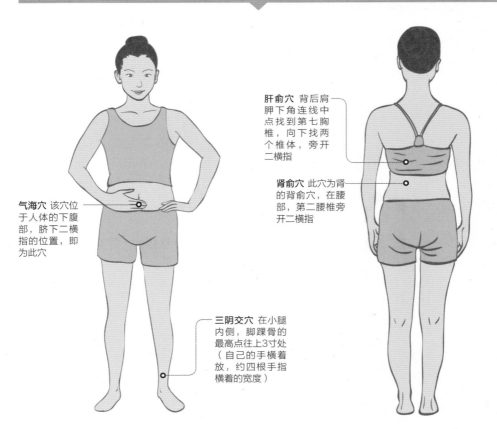

肝俞穴 背后肩胛下角连线中点找到第七胸椎,向下找两个椎体,旁开二横指

肾俞穴 此穴为肾的背俞穴,在腰部,第二腰椎旁开二横指

气海穴 该穴位于人体的下腹部,脐下二横指的位置,即为此穴

三阴交穴 在小腿内侧,脚踝骨的最高点往上3寸处(自己的手横着放,约四根手指横着的宽度)

灸法：有烟艾条灸

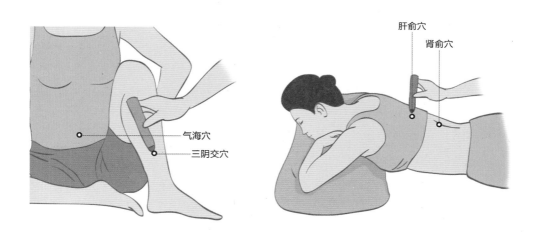

步骤①： 艾条温和灸，在距气海穴约3厘米处施灸，如局部有温热、舒适感觉，即固定不动，可随热感而随时调整距离，每次灸10~15分钟，以灸至局部稍有红晕为度。

步骤②： 屈膝正坐，取燃着的艾条在手，燃头对准三阴交穴，以感受温热为度，注意燃头不要直接接触皮肤，以免烫伤，每次灸疗5~8分钟。

步骤③： 俯卧位，施灸者手拿点燃的艾条，燃头对准肝俞穴所在位置，距离皮肤2~3厘米，灸治10~20分钟，或用艾灸盒自我灸治。

步骤④： 俯卧位，施灸者手持点燃的艾条，燃头对准肾俞穴所在位置，距离皮肤2~3厘米，灸治10~15分钟。亦可用艾灸盒自我灸治。

 操作要领

▶① 取穴的同时点燃艾条。
　② 注意观察皮肤对艾条的温度反应，并适时调整。

六、让子宫和卵巢年轻的瑜伽

我们体内任何一种腺体分泌不平衡，都会引起身心不同程度的疾病。瑜伽动作的扭转或弯曲姿势，通常需停顿一段时间，在这段时间中，能强化腺体，促使激素正常分泌。激素分泌平衡，就是告别疾病、平稳度过更年期最有力的保证之一。

瑜伽攻略：虎式

虎式是瑜伽中保养子宫的体式之一，它通过腿部动作活动骨盆区域，促进盆腔和子宫内血液循环，从而平衡子宫代谢，提高子宫活力，告别宫寒。坚持正确的练习姿势，并配合以协调的呼吸，还能活化脊椎，滋养生殖器官，防止子宫下垂和子宫移位。

最佳练习时间：下午2点
最佳练习次数：4次
方便系数：★ ★ ★ ★ ★
呼吸方式：腹式呼吸
禁忌人群：颈部受过伤的人，在练习时要注意颈部后仰的幅度，以免再次受伤。

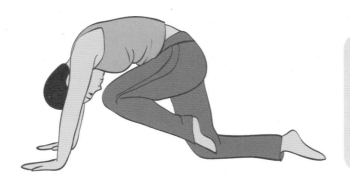

 练习要诀

▶练习过程中，保持双肩的放松，不要耸肩，不要向外翻转髋部，保持髋部与地面平行，这样才能取得好的练习效果。

步骤①：身体呈四脚板凳状跪立，双臂、双膝分开与肩同宽。

步骤②：吸气，抬头。塌腰、提臀的同时左腿向后蹬出，尽量抬高左腿，身体重心上提。

步骤③：呼气，低头，收缩腹部，用左膝盖去触碰鼻尖。保持3次自然呼吸，换另一侧练习。

瑜伽攻略：蝴蝶功

蝴蝶功能够拉伸腿部内侧肌肉，加强整个盆腔的气血循环，可避免盆腔局部长时间充血给卵巢带来的压迫。双腿上下弹动的动作，可按摩腹内器官，改善新陈代谢，刺激卵巢的激素分泌，同时加快毒素的排除，对月经不调及妇科病都有良好的预防作用。

最佳练习时间：
睡前醒后，如晚上8点
最佳练习次数：2次
方便系数：★ ★ ★ ★ ★
呼吸方式：腹式呼吸
禁忌人群：腿部肌肉或韧带受伤的人

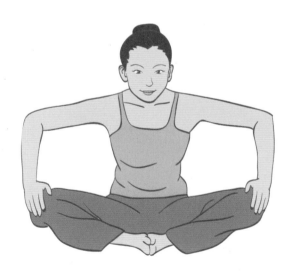

 练习要诀

▶双腿向下压时，要尽量使双膝打开贴地。这个姿势对腿部内侧韧带的柔韧性要求较高，不要勉强练习，感觉舒适即可，否则容易拉伤韧带和肌肉。

步骤①： 长坐，双腿并拢，腰背挺直，双臂斜放在身体两侧，指尖触地。

步骤②： 收回双腿，使双脚脚掌相贴，脚跟尽量贴近会阴部，脚尖向前。双手握住双脚，腰部挺直，尽量使双膝贴地。

步骤③： 目视前方，吸气，上下弹动双腿，好像蝴蝶一样。

步骤④： 双手按压双膝，深呼一口气，用双肘的力量尽量将双腿压向地面。坚持3~5个呼吸时长，然后还原至初始姿势。

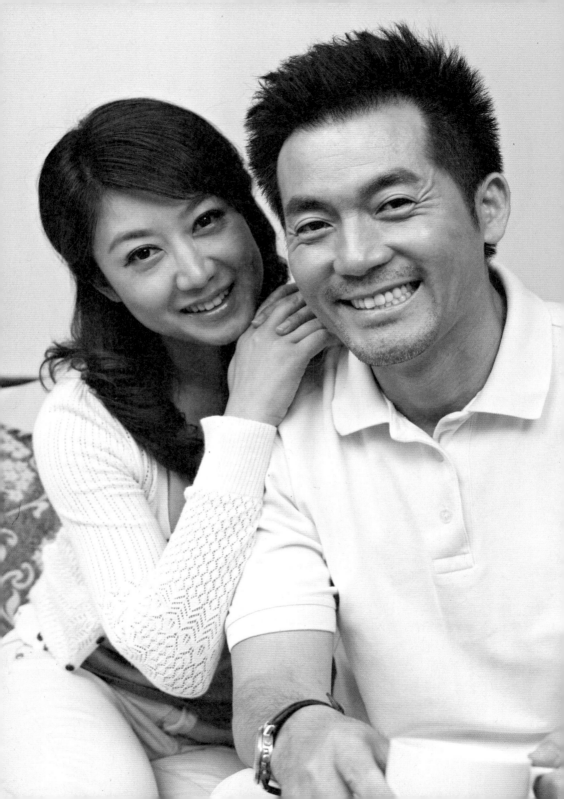

第五章

更年期房事烦恼

性爱是人类能品尝到的最深刻、最甜美的幸福，
它激起心灵的震荡、情感的交流、思想的交换，
洋溢着爱慕、深情、依恋和温柔，
带来无与伦比的亲昵和梦幻般的快乐，
让女人更美丽、更自信、更年轻，
其中的喜悦和内蕴让人生更丰富，更精彩！

一、性欲减退怎么办

汤女士和老公一直以"夫妻恩爱"在亲朋好友圈闻名。说起其中的奥秘，汤女士曾经给闺蜜们透露过，和谐的夫妻生活"非常重要"！这么多年来，汤女士和老公的确是这么做的。不过自从半年前开始，汤女士渐渐对夫妻房事没了兴趣，觉得这个可有可无，常常应付老公的要求，为此还吵了几次。

当汤女士再一次拒绝老公的热情，执意要"早点休息"时，老公的脸色越来越阴沉。吵架终于爆发了，老公问她到底是怎么回事，并气愤地跟汤女士分屋睡了。

像汤女士这样，突然拒绝性爱，如果没有其他心理性因素，比如牵挂子女、操心事业等，很有可能是随着年纪增长，体内激素发生变化，性欲下降。女性45~55岁时，卵巢功能衰弱，排卵功能下降，孕激素水平降低，血液中的雌激素突然下降等，会让女性对性生活渐渐失去兴趣，并出现很多身体上的不适，如阴道出现萎缩、干涩等，这都会让女性不愿意过性生活。生理上主要表现为对性爱无快感或快感反应不足，性交时阴道干涩、紧缩、疼痛，缺乏性高潮；心理上主要表现为对性爱感到恐惧、厌恶，以及情绪上的烦躁易怒、寡言等。

夫妻共同消除问题

不要担心，女人就算进入更年期，性器官会逐渐老化衰退，但性功能不会消失。适当和谐的性生活有利于增强神经系统的免疫功能，消除孤独感，让女人对生活充满乐观情绪，延缓心理和生理上的衰老；而性生活不和谐则会影响夫妻之间的感情。所以女性不可轻视性欲减退的问题，要及时解除对性生活的紧张和厌恶情绪，夫妇双方要密切配合，互相体谅。

消除顾虑

性欲减退是中年人的正常现象，但减退并不意味着完全消失，暂时消失并不意味着永久消失，只要能正确认识和理解这种生理变化，做好心理调节，那么通过咨询和治疗完全可以恢复和维持充分的性兴趣，使性关系和好如初。

避免滥用药物

不滥用药物，如镇静剂和安眠剂、抗组织胺药物、抗胃痉挛药物、抗高血压药物等。适时调节情绪，注意劳逸结合等。

夫妻密切配合

丈夫要帮妻子顺利度过更年期，在生活上多关心她，在妻子拒绝房事时，要多哄哄她，多说些甜言蜜语，千万不要冷言冷语；必要时可以陪妻子去医院，让医生开些减轻更年期不适的药物。

饮食助攻

可以多吃具有补肾强欲功能的食物，如韭菜、胡萝卜、狗肉、羊肉、河虾、鲨鱼、甲鱼、乌贼蛋、蜂王浆等；多补充营养，如B族维生素、维生素E、L-苯丙氨酸、酪氨酸、锌等。

多些拥抱爱抚

生活中夫妻要多些亲密接触，如拥抱、爱抚等，都能增加亲密性，让女性重新爱上性生活。另外，经常按摩也能起到增强性欲的效果。比如按摩能够激起性欲与性兴奋的体表或穴位，如女子耳朵、颈部、大腿内侧、腋下、乳房、乳头等部位，其敏感点有会阴、会阳、命门、阴陵泉等穴。

二、阴道干涩的解决之道

梁女士45岁，自己开了一家小超市，经营得挺红火。老公是企业高管，孩子在外地上大学，一家人和和睦睦，一直都是亲戚朋友、邻居街坊的羡慕对象。但"家家有本难念的经"，梁女士还是碰上了糟心事，说起来怪不好意思的，就是最近和老公过夫妻生活的时候，阴道很干很涩，不仅自己觉得疼痛，老公也不舒服，抱怨了好几回，结束后下面也肿胀发红，非常不适。几次过后，老公也不太要求性生活了。梁女士很担心再这样下去夫妻感情就要亮红灯了，心里很焦虑，但又不知道跟谁说。

阴道干涩带来的问题

性爱中，令人尴尬的阴道干涩带来火辣辣的疼痛，让男人无论怎样做足"功课"，也于事无补，陷入两难境地。

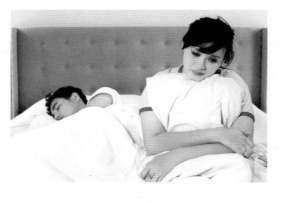

所谓阴道干涩，是指女性阴道分泌物显著减少。女人过了35岁，卵巢衰退，可能会内分泌失调，阴道分泌物减少，导致阴道干涩。另外，女性阴道干涩的原因还有阴道腺体分泌物不足、阴道松弛等。

只要阴道干涩，即使5分钟的亲热，也会让女性疼痛难忍。不仅如此，长期强忍痛楚还会给女人带来更多的麻烦：

✽ 生殖器感染。 阴道干燥时强行性交，会导致阴道充血，甚至肿胀，阴道壁黏膜破损，从而出现感染，甚至诱发多种疾病。

✽ 性冷淡。 因为长期、反复的阴道干涩会让人从心理上厌倦性爱，快感也会消失得无影无踪。

解决阴道干涩的小妙招

* 更年期女性会因为绝经后体内激素
  水平下降而引起阴道干涩，可以在
  医生指导下适量补充雌激素。

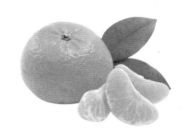

* 女性有慢性疾病、阴道炎症等，要
  及时治疗，经常锻炼身体，增强免
  疫力，增加激素分泌。

* 性生活前可以跟伴侣交流下，把前
  戏变得更温柔、更耐心些，适当延
  长爱抚时间，充分调动女性性欲。

* 尝试水溶性润滑剂也是不错的选
  择，它刺激性小，能让人放松心情
  享受性生活；也可以适当选择一些
  情趣玩具增加新鲜感。

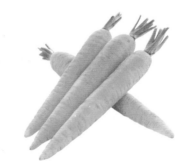

* 平时避免滥用避孕药，不要过度清
  洁下体，用清水清洗外阴就足够
  了，一定要避免频繁的冲洗阴道。

* 平时生活中，要均衡饮食，多吃富
  含维生素B_2的食物，如奶类、动物
  肝、蛋黄、鳝鱼、胡萝卜、香菇、
  紫菜、芹菜、橘子、橙子等，以增
  加皮肤黏膜弹性和水分含量。

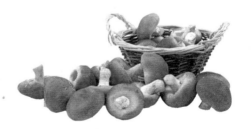

三、性爱让女人更年轻

还记得当年恋爱时候的你吗？眼睛闪闪发亮，脸上绽放着迷人的光芒，时刻都精神饱满、神采奕奕，不用任何化妆品就能光彩照人！

还记得当初新婚燕尔的你吗？时时被幸福包围，连路上的花草、天上的星星月亮都有了感情，大街上放的情歌，也好像在为您而唱。在情爱的滋润下，仿佛在突然间拥有了超能力，美艳动人不可方物。

到了中年，你是否对婚姻早已麻木，是否觉得爱情变得遥不可及，是否连曾经缠绵的性爱也成了例行公事，变得索然无味？

其实，在你不惜高价购买昂贵的护肤产品，花费大量的时间保养和打扮自己的时候，极力挽留渐渐消失的青春时，大可以考虑一下"性爱"这个灵丹妙药：它不仅缠绵销魂，带来愉悦的快感，还是女人最好的保养品和化妆师，能很好地保护乳房，延缓衰老，是女人健康身心的守护神，能让你保持年轻漂亮，重新拥有花前月下的美景和细雨飞雪的心情。

♥ 性爱改善外观，让你更美丽

性爱过程中，神经极度兴奋，全身的血管发生扩张，血液的流速也随之加快，进而使人的肌肤变得红润而富有弹性，并延缓皱纹的生成；女性做爱时体内分泌出大量的雌激素，还可以使头发变得更加亮泽。

♥ 性爱使乳房更坚挺

女性的性欲被挑起后，乳房会变得坚挺并增大，会比平时增大 25% 左右，乳头的高度也会比正常状态下有所提升；在性高潮时，乳房的尺寸变大；得到性满足后，充血肿胀自然消退。这一周期性的变化，有利于促进乳房内部的血液循环，具有丰乳的功效。另外，和谐的性爱还能抑制乳腺增生，降低乳腺癌的发病率。

♥ 性爱增添自信和性感

性生活和谐的女性会感觉自信心倍增，走路的步态也会变得更加优雅；而充满自信的女性是最性感、最具有魅力的。和谐的性爱会使女性进入一个"性爱—自信—性感"的良性循环。

♥ 性爱为女人增寿

性爱时双方都能够达到性高潮，这是每对夫妻的共同追求，也是衡量性爱品质的标准之一。一次猛烈的性高潮相当于注射了一剂安定，有助于缓解压力，放松身心，同时可使体内抗炎细胞增加20%。经常获得性高潮会使男人长寿概率增加2倍，使女性寿命增加8年。另外，女性每周获得两次性高潮，心脏病发病概率可以降低30%。

♥ 性爱缓解压力

性爱是最好的压力释放剂，使身心得到充分的放松，并使你在数天内依然保有轻松愉快的心情，具有长期减压的作用。

♥ 性爱有助保持苗条

性爱是一项很棒的有氧运动，从锻炼心脏、血管的角度来说，性生活与健身舞蹈有异曲同工之妙。

♥ 性爱帮助入睡

性爱是完美的引擎，引你驶入梦乡。肌肉在兴奋时紧张，并在事后恢复松弛，这个过程很明显地有助于休息和睡眠。

♥ 性爱延缓衰老

性爱是最好的保养品，可以改善循环系统和肌肉活力，延缓衰老进程。研究发现，中年妇女每周性爱1次，其体内保护骨骼的雌激素水平是其他妇女的2倍，其容貌及心态要比同龄人年轻2~8岁。

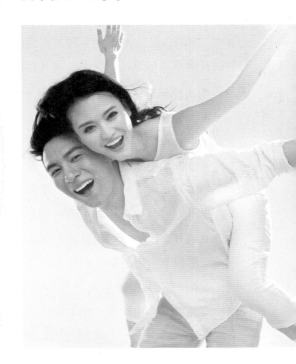

四、了解老公的性心理

"记得刚结婚那段时间，老公每天都欲火焚身，天天缠着我要做爱，有时候一天好几次。后来时间久了，越来越熟悉，需求却消失了，次数越来越少。现在配合度还好，热情却越来越少了。"你是不是也有同样的问题？老夫老妻，性趣渐少，一个月一次就不错了……

其实关于性事，男人有很多想法，虽然希望女人能够了解，可是又碍于面子难以开口。他很可能希望你能通过平常对他的了解去洞悉他的内心世界，明白他的性爱想法，夫妻生活的时候能更亲密无间。

老公在想什么

千万不要以为十几年甚至几十年的共同生活，你很了解你的男人了。揭开他屡次"欲言又止"后面的秘密，你会发现他越来越爱你，不仅仅在情感上依赖你，他的身体也将被你彻底俘虏，深深诱惑。

男人都希望伴侣欣赏他的"性才能"

大部分男人都不愿意承认，但在一些问题上，甚至连猛男也会掂量：我能否真正在床上取悦另一半？很多男人为了在床上大展拳脚，会学习各种不同的功夫，在满足自己欲望的同时，更能让妻子翻云覆雨，享受高潮的愉悦。

不管男人床上功夫好与坏，他都希望能得到妻子的欣赏与认可。在他努力的时候，妻子可以静候他的表现，但是却不能让他扫兴。如果他技巧很好，他希望听到你赞美的声音，如赞美他威猛、强壮等，让他再接再厉；如果他有性功能障碍，他也希望听到你鼓励的声音，让他不用过于紧张。

因此，老婆应该多赞美丈夫在性方面的"才能"。假若你认为他在性方面很能干，他就会感觉自己是个不一般的男人，更有欲望"露一手"，这样可能会让你获得全新的性体验。

希望女人有时候能够主动

关于性事，很多都是男性主动，女性被动。但男人有时也像个需要被夸奖的孩子，想要得到性的奖赏，希望女性能够主动一把，做一个主动送上门的小羔羊，刺激男性的情欲，让男人欲罢不能。

希望伴侣有性高潮

男人在床上最担心的问题就是能否让对方真正达到高潮，女人越是能为男人的精力旺盛而激情澎湃，就越能在男人的引导下达到快感的极限。你要相信，在床上，男人确实是想让你愉悦的，想和你一起共同达到高潮。如果男人发觉自己不能给女人带来太多的快感，那他就会觉得悲哀，觉得自己不幸福。

所以，女人的热情和愉悦如果男人体会不到，那这样的性事将会很郁闷。你大可以说一些动情的话，比如"这一切多么美妙"之类的，有时候你的一句听起来无关紧要的话，也会使你们的性生活如鱼得水，更加美妙。

希望伴侣喜欢自己的做爱方式

作为一个男人，他想知道他做点什么才能使你达到最佳境界。由于女人可能在做爱中假高潮，所以连那些最自信的男人，也不能确认你是否真的喜欢他的做爱方式。

不错，男人认为你对他是否有热情，以及热情的程度是至关重要的。他们都希望女人能为他疯狂，他愿意相信是他使你快乐，而不是你自己的性幻想，或者其他别的带来的效果。

男人在床上最希望女人做的事情

尽情享受：男人认为女人感到舒服才能提升他的兴致。女性的感受在一定程度上反映了男性的技巧和能力。他们很在乎性爱的过程中，女人有没有放松自己，是否把它当成美味来享受。

富有幽默感：在一些男人看来，幽默气氛有助于缓解尴尬场面，小加笑料可以激发爱的火花。幽默能让语言变得更加暧昧，适合调情。

善用技术：男人十分看重他的性器官，也会在意女人是如何对待它的。所以你可以善用技巧，让他更尽兴。但是这需要自愿，不用为了讨好他而强迫自己接受。

风情万种：即使男人是感官动物，但是一丝不挂的身体总少了些神秘感。在男人看来，穿得性感不但是女人的魅力，也能体现出女人对他的重视程度。

女人要懂得的事

✱ **喜欢性爱大声说**：很多女性自小被教育"性是肮脏的""除了性，人生还有更重要的事"，甚至如果索取无度，会被冠上"浪女""淫娃"之类的封号。即使迈入21世纪，许多女性似乎还是很难真切地展露自己的性欲。

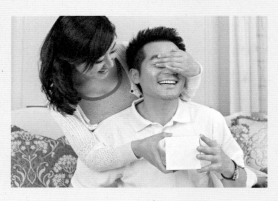

但时下已经是两性平等的时代，女性已不需要遵从什么三从四德的烈女规章，男人想要，女人当然也可以。女人大可以大声疾呼：我们敢于喜欢做爱，多多益善。

✱ **沟通使性爱更完美**：有时候性方面出了问题，你可能会不好意思或是不愿意讨论，后来又变成争执和不愉快的来源，模糊了感情原本的焦点，这样就不太妙了。你不妨检视一下自己最近与伴侣的性关系，试着问自己：如果这样的模式一直继续下去，你有办法接受吗？可以改善吗？

如果你能和他针对彼此的性需求开诚布公地讨论，并且直接表达切入重点，这并非是件坏事，而是表示你已经够成熟，懂得面对问题、解决问题了。

五、常见食疗方让生活更和谐

正所谓"药补不如食补"，食物性味方面的偏颇特性，可以针对性地用于某些病症的治疗或辅助治疗，调整阴阳，使之趋于平衡，有助于身心的康复，并且对人体无不良反应。

改善阴道干涩的食疗方

猪肝豆腐汤

猪肝80克，豆腐250克。猪肝洗净、切片；豆腐切丁。锅内放油烧热，放入葱末煸香，再放入猪肝，炒出香味时加足量的水，在旺火上烧开；放入豆腐改小火慢烧约10分钟，加入盐、味精即可。吃1个月有效。**此方补气健脾、润滑下体，可改善阴道干涩的状况。**

黄芪炖乌骨鸡

黄芪50克，乌骨鸡1只，调料适量。将洗净的黄芪放入乌骨鸡的腹中，置于砂锅中，注入清水，放入料酒、盐、胡椒粉、葱段、姜片，用文火炖至鸡肉熟烂即成。**此方益气健脾、补血养胃，适用于治疗因脾胃气虚、气血不足引起的阴道干燥症。**

龙骨红枣汤

桂枝15克，白芍、龙骨、牡蛎各18克，炙甘草6克，生姜3片，红枣3枚。将以上材料用水煎服，每天1剂。**此方协调阴阳补心肾，适用于雌激素缺乏导致的阴道干涩。**

补肾滋阴的食疗方

黑豆炖狗肉

黑豆50克，狗肉300克。将黑豆与狗肉洗净后同放砂锅内，加清水、葱、姜、蒜、胡椒各适量，烧开后改为文火煮烂，加盐少许，即可食用。**此方补肾滋阴，助阳益寿，适用于肾虚引起的腰膝酸软无力、耳聋耳鸣者。**

鸽子枸杞汤

枸杞子30克，鸽子1只。鸽子去毛及内脏后放炖锅内加适量水和枸杞子，隔水炖熟，吃肉喝汤。**此方有滋阴润燥、补气养血的功效。**

米酒蒸仔鸡

未啼公鸡1只，糯米酒500克，葱、姜、花椒各适量。将鸡去毛及内脏，洗净切成核桃大的块，加葱2段、生姜2片、花椒5粒及糯米酒，蒸熟食用。**此方温寒补虚、温中填精、健脾胃、活血脉、强筋骨。**

韭菜拌虾肉

生大虾肉250克，用油炸熟，另炒韭菜250克，加盐适量，同虾肉拌吃。**此方止汗固涩、补肾助阳、固精，常用于补阴虚、精关不固等。**

虫草雄鸭汤

冬虫夏草5~10枚，雄鸭1只，调料适量。将雄鸭去毛皮内脏，洗净，放砂锅内，加入冬虫夏草、盐、姜、葱少许，加水以小火煨炖，熟烂即可。**此方补肾壮阳、补肺平喘、清热健脾，为益肾生精的良方。**

六、艾灸助你享受性福生活

女人总是这样脆弱，再强大的女人也抵不过岁月的磨砺。不用焦躁，不如静下心来，试着用艾灸慢慢调理，让艾灸用它天然温和、标本兼顾的独特性质，帮你解决这一系列问题。

益肾补虚的艾灸法

取穴精要：

关元穴： 在腹部，前正中线上，脐下3寸处。艾灸此穴能治疗一切气虚证，并能增强小肠对营养物质的吸收。

中极穴： 在腹部，前正中线上，脐下4寸处。艾灸此穴能益肾兴阳。阳气充足，则能化湿驱邪。

涌泉穴： 位于足底，第二、三趾趾缝纹头端与足跟连线的前1/3处。艾灸此穴能滋阴潜阳，宁心安神，还能增精益髓、补肾壮阳，从根本上补虚损。

命门穴： 在腰部，后正中线上第二腰椎棘突（隆起的骨）下方凹陷处。艾灸此穴能补肾，肾主纳气，能使气血生化有源。

肾俞穴： 在背部，第二腰椎棘突下，两侧旁开1.5寸处。艾灸此穴能补精益肾，使肾经气血生化有源。

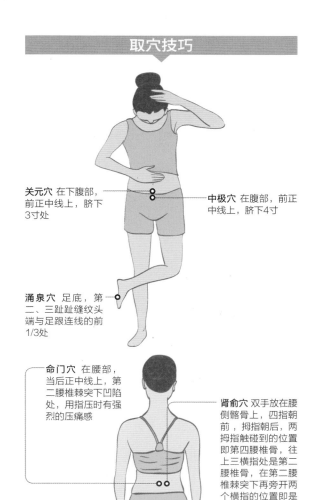

取穴技巧

关元穴 在下腹部，前正中线上，脐下3寸处

中极穴 在腹部，前正中线上，脐下4寸

涌泉穴 足底，第二、三趾趾缝纹头端与足跟连线的前1/3处

命门穴 在腰部，当后正中线上，第二腰椎棘突下凹陷处，用指压时有强烈的压痛感

肾俞穴 双手放在腰侧髂骨上，四指朝前，拇指朝后，两拇指触碰到的位置即第四腰椎骨，往上三横指处是第二腰椎骨，在第二腰椎棘突下再旁开两个横指的位置即是肾俞穴

灸法：有烟艾条灸

疗效指数：★★★★☆　环保指数：★★★☆☆
便利指数：★★★☆☆　安全指数：★★★★☆

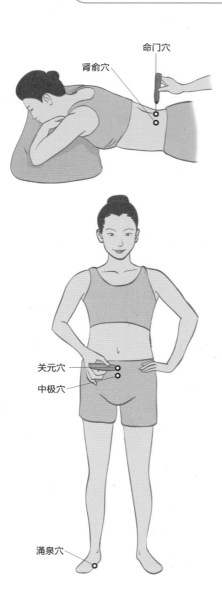

命门穴
肾俞穴
关元穴
中极穴
涌泉穴

步骤①： 俯卧位，拇指按揉肾俞穴、命门穴、涌泉穴各3分钟。之后以艾条逐一温灸，每穴位温灸10~15分钟。

步骤②： 拇指按摩关元穴、中极穴各3分钟，或进行整腹按摩后重点刺激此二穴各3分钟。之后以艾条灸此二穴各15分钟。

✿ 操作要领

▶① 按摩穴位的同时用酒精灯点燃艾条。
② 注意观察受灸者对温度的反应，并适时调整。
③ 注意随时清理艾条上的艾灰，以免掉落烫伤受灸者。
④ 手法上采用定点温灸、回旋灸、雀啄灸配合运用。
⑤ 每穴以皮肤红润为度。

补益气血的艾灸法

取穴精要：

关元穴： 在腹部，前正中线上，脐下3寸处。关元穴为强壮大穴，艾灸此穴能补益一身气血。

中极穴： 在腹部，前正中线上，脐下4寸处。艾灸此穴能益肾兴阳，阳气充足则能化湿驱邪。

水道穴： 在下腹部，当脐中下3寸，距前正中线2寸处。艾灸此穴能利水、通淋、消肿，调经止痛。

归来穴： 位于下腹部，当脐中下4寸，距前正中线2寸处。艾灸此穴能治疗男女生殖器相关病症。

疗法：有烟艾条灸

疗效指数：★★★★☆ 环保指数：★★★☆☆
便利指数：★★★☆☆ 安全指数：★★★★☆

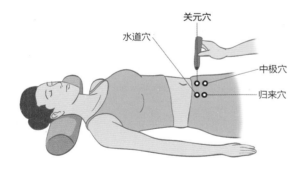

关元穴
水道穴
中极穴
归来穴

步骤： 仰卧位，拇指按摩关元穴、中极穴、水道穴、归来穴，每穴5分钟。之后以艾条依次温灸关元穴、中极穴、水道穴、归来穴，每穴各10分钟。

 操作要领

▶① 按摩穴位的同时用酒精灯点燃艾条。

② 注意观察受灸者对温度的反应，并适时调整。

③ 注意随时清理艾条上的艾灰，以免掉落烫伤受灸者。

④ 手法上采用定点温灸、回旋灸、雀啄灸配合运用。

⑤ 每穴以皮肤红润为度。

补肾补气的艾灸法

取穴精要：

关元穴： 在腹部，前正中线上，脐下3寸处。艾灸此穴能补肾补气，元气充足则能脾胃运化能量充足。

命门穴： 在腰部，后正中线上第二腰椎棘突（隆起的骨）下凹陷处。艾灸此穴能调理脾胃运化能力，提升体内阳气。

肾俞穴： 在背部，第二腰椎棘突下，两侧旁开1.5寸处。艾灸此穴能补益元气，益肾强精，肾气充足则能增强性功能。

取穴技巧

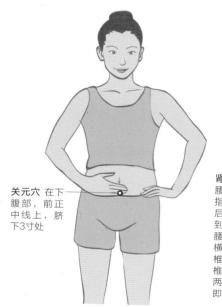

关元穴 在下腹部，前正中线上，脐下3寸处

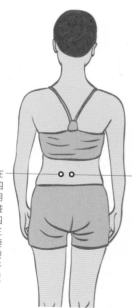

肾俞穴 双手放在腰侧髂骨上，四指朝前，拇指朝后，两拇指触碰到的位置即第四腰椎骨，往上三横指处是第二腰椎骨，在第二腰椎棘突下再旁开两个横指的位置即是肾俞穴

命门穴 在人体腰部，当后正中线上，第二腰椎棘突下凹陷处，用指压时有强烈的压痛感

疗法：有烟艾条灸

疗效指数：★★★★☆ 环保指数：★★★☆☆
便利指数：★★★☆☆ 安全指数：★★★★☆

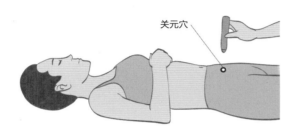

关元穴

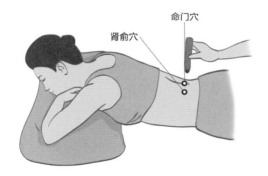

命门穴
肾俞穴

步骤①： 仰卧位，拇指按摩关元穴3分钟。之后以艾条灸关元穴10分钟。

步骤②： 俯卧位，拇指按摩命门穴、肾俞穴各5分钟，之后以艾条灸此二穴各10分钟。

 操作要领

▶① 按摩穴位的同时用酒精灯点燃艾条。
② 注意观察受灸者对温度的反应，并适时调整。
③ 注意随时清理艾条上的艾灰，以免掉落烫伤受灸者。
④ 手法上采用定点温灸、回旋灸、雀啄灸配合运用。
⑤ 每穴以皮肤红润为度。

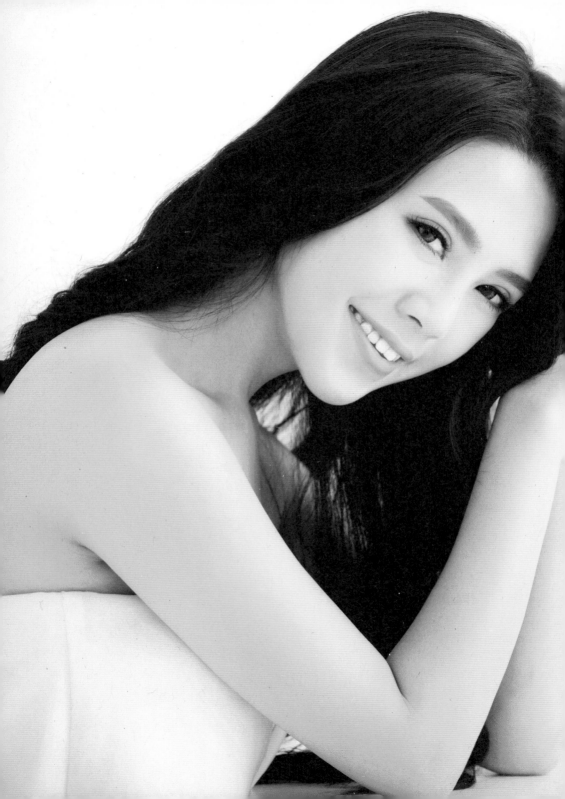

第六章

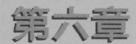

魅力更年期，
保持好气色

当岁月在脸上留下越来越多的痕迹：
皱纹在眼角密布、斑点占据了整个脸庞，
皮肤不仅暗沉粗糙，还有松弛下垂的迹象。
该怎么接受这场噩梦？
就算衰老之势不可逆，我们依然可以保持优雅和美丽：
做好预防和修复功课，
让衰老之态来得慢一点，再慢一点！
你同样可以成为优雅的气质美人！

一、别让眼睛出卖你的年龄

卢女士是个风韵雅致的美人，肤白貌美，尤其一双大眼睛，用"明眸善睐"形容真是再贴切不过了。几个月没见，最近在街上碰上她，却见她眼睛水肿，眼袋突出，憔悴了很多，跟上次见到时大不一样了。卢女士自嘲地说："红颜易老啊，过了30岁就明白了，真是一天不如一天，现在啊特别容易累，一觉睡不好就眼睛发涩，没精神，眼袋一天比一天大，一下子老了好几岁。"

出卖年龄的眼睛问题

随着岁月流逝，眼睛的华彩慢慢黯淡。顽固眼袋、眼角鱼尾纹、浓重黑眼圈、眼皮水肿、眼白浑浊、眼角下垂、睫毛稀疏……这些眼部问题都在出卖你的年龄。即使你脸部皮光肉滑，颈部无纹，如果眼尾如岁月雕刻，或者眼神沧桑、眼珠泛黄，这些却显露你不再年轻的真相。

眼袋

色素沉着过量或者体内微循环薄弱是产生眼袋的主要原因。如果用拇指按压眼睑后没有即刻变白，说明色素沉着过多；如果按压后眼睑变白太亮，则是体内血液循环太差，要减轻水肿情况。

黑眼圈

体寒证造成肾虚、减肥导致脾虚、经常熬夜睡眠不足等都是黑眼圈在脸上"安营扎寨"的原因。

眼部皱纹

70%的眼部皱纹是由表情太丰富造成的。生活中如果有经常挤眉弄眼、表情夸张等不良习惯，都容易让皱纹找上身。用手撑脸这个坏习惯会让你生成永久性的皱纹——它不同于皮肤干燥所导致的细纹、幼纹，这种皱纹用多昂贵的护肤品也很难轻易消除。虽然眼部皱纹不可逆转，但我们可以让它晚十年再出现。

保养眼睛必须知道的事

眼部保养必学技

先来学习一下正确的涂眼霜方法：无名指蘸取眼霜，轻轻敷在下眼皮上，然后用无名指点压，促使吸收，最好能点到 200 下，这个动作非常重要。每天都要敷眼膜，可以用一块真丝小手帕，冷水热水交替敷眼睛。也可以用冷水泡的超级抗氧化的绿茶包敷，用水煮蛋敷眼也非常有效。

想眼袋消失，最好的就是睡前在眼袋上涂一层厚厚的橄榄油睡觉，慢慢地眼袋就会消除。

眼部化妆和卸妆

遮盖和化妆是让眼部年轻的不二法宝，飞翘的睫毛可以让眼角有向上提升的效果。即使不化妆，仅仅涂睫毛膏也能让你立显年轻。卸妆对眼部的保养也不可少。专用于眼部的卸妆液不含油分，其 pH 值和泪水相似，保证温和不刺激眼周。此外，卸除眼妆时一定要轻柔再轻柔，在化妆棉和棉签的帮助下小心卸除眼部彩妆。

眼白也需要抗衰老

想拥有黑白分明的美眸，更重要的在于眼白的美容。由于年龄增长，眼白会像肌肤一样衰老：发黄，色素沉淀，松弛，出现红血丝等。

首先，紫外线就是最大凶手。外出时要戴上隔绝紫外线的太阳镜。

其次，要多吃有益于眼睛的食物，如蓝莓、鱼肉等。

另外，要使用润眼液，避免眼睛干涩。

保持良好心情和充足睡眠

恶劣的情绪非常损耗身体，如果睡眠再不足，黑眼圈是肯定要"落地生根"了。

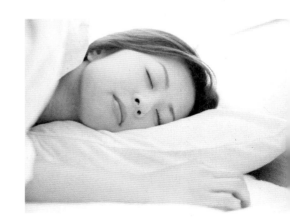

二、不要皱纹，抚平岁月的痕迹

岁月的痕迹总会留下深深浅浅的烙印，即使每天作息规律，仍然避免不了皱纹的出现，这是肌肤自身老化的缘故。20岁以后，胶原蛋白合成开始缓慢减少，皮肤蛋白的活性也逐渐降低，这就代表着肌肤的衰老已经在不知不觉中开始了。

✱ **眉心纹**：忧郁和压力是让你的眉心经常皱起的罪魁祸首，经常皱眉会很容易出现眉心纹，而且一旦形成深层皱纹就很难消除。养成戴太阳镜的习惯吧，它不仅能保护你的眼周肌肤，还能减少皱眉的概率，改善眉心纹。

✱ **抬头纹**：抬头纹是美人的终结者。虽然抬头纹不一定是因为痛苦、凶恶的表情而形成，但它给人的印象却是这样的——这个女人历经磨难。抬头纹最快的伪饰术是刘海儿，但是那种弧形的斜刘海儿与很潮的短刘海儿是大忌，毕竟"好奇害死猫"，当人家看到你露出的横纹小尾巴时，就会不自觉地去想象刘海儿背后的"宏伟"景象。

✱ **法令纹**：法令纹主要是由于两颊肌肉松弛老化下垂而形成皮肤凹凸，从而造成纹路，让你看起来严肃和沧桑。对付法令纹可以通过按摩来使之消失。在法令纹上涂一些按摩膏或者橄榄油，用中指或无名指沿着法令纹向上推，推十多次后，从鼻翼将两手指拉到耳朵位置，最后点按耳朵边的穴位，刺激排毒。或者随时随地做一个面部小动作：做漱口状鼓胀两面颊、舌头在口内移动并推抵两颊。每个动作连续做5遍，每天做4次可预防法令纹产生。已出现法令纹者，持续练习此动作30天可见成效。

延缓皱纹的好习惯

罗马不是一天建成的，皱纹也不是一夜之间爬到脸上的。没有哪个女人希望自己脸上有皱纹，但是不管你愿不愿意，它都会不请自来。我们所能做的就是让它晚一些来。从现在开始，养成抗皱好习惯，皱纹就会比同龄人晚来10年哦！

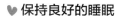

♥ 保持良好的睡眠

熬夜的女人最容易衰老，而保养皮肤的最佳途径就是保持好的睡眠。当你熟睡时，皮肤的更新工作才真正开始，进行不断的新陈代谢和自我调整。所以，切记要在晚上11点前睡觉，这样才能让肌肤保持在更新状态。睡觉时，改掉经常侧睡的生活习惯，最佳的睡姿是平躺，用偏低的枕头配上光滑的丝质枕套，即便不小心侧翻也不会挤压出皱纹。

♥ 远离烟酒去运动

吸烟者皮肤出现皱纹的年龄要比不吸烟者早十多年之久，主要是因为尼古丁对皮肤血管的收缩作用；喝酒会减少皮肤中油脂数量，加快水分流失，间接影响皮肤的正常功能。由此可见，烟酒对皮肤的伤害有多大。不妨去运动一下吧。适当的运动如慢跑、游泳能加快皮肤的血液循环，有助于细胞吸氧，每周3～5次，每次20～30分钟的有氧运动会让肌肤变得红润。

♥ 多食水果和蔬菜

水果和蔬菜富含大量的营养物质，包括维生素、矿物质和植物纤维等。自由基是造成人体衰老的最大因素，身体内的自由基一旦过量，就会产生很强的氧化作用而侵害体内细胞。蔬菜和水果最重要的作用之一，就是向我们的身体提供抗氧化剂。维生素A、维生素C、维生素E以及微量元素硒和锌等，都属于抗氧化剂。

♥ 经常活动身体

大脑的惯性工作最容易让人的身体陷入僵硬状态。当你的大脑陷入疲劳后勉强工作时，你的表情和身体就会出现某些习惯性的变形。这样，你的肩周、颈椎和腰椎容易劳损，你的脸也会留下深刻的皱纹，尤其是皱眉、撇嘴等习惯动作，对五官的伤害格外明显。在工作40分钟之后，爬爬楼梯，做做工间操，活动一下身体的各个部分。双手手指伸开，在鼻翼两侧由内向外打圈按摩脸部，可以彻底放松你的脸。

三、保持头发的弹性和质感

有数据显示：在50岁以后，相同比例的男性和女性都会遭受头发稀疏的困扰；50%绝经的女性已经出现头发稀疏的问题。原因同样与雌激素的分泌有关，一直以来雌激素都被视为是毛发生长的保护伞。

如果你还未满40岁，也没有做过化疗，也不是刚刚生完孩子的母亲，但每梳头一次，你的头发都会减少1/10。那么，首先，你该怀疑一下自己的问题是否与雄激素分泌过多有关。因为雄激素过量分泌会造成油脂分泌过旺，从而导致脱发。

其次，如果你正决定开始减肥大计，尤其当决定发生在不再青春之时，对头发的打击跟对胃口的打击一样，头发会很容易脱落，变得更干瘪。

再次，不要在头发上做过多的定型，这样同样会加重毛发稀疏的问题。

最后，脱发是恐慌的写照。精神受到创伤后，激素增加会让血液循环出现问题，从而使头发脱落。只有当我们心理状况恢复正常时，头发才会重新生长。

为头发补水很重要

衰老的头发主要表现为干燥缺水，因此要想帮助头发抗衰老，当务之急就是为头发补水。大部分人的头发湿度只有5%~6%，但理想状态的头发湿度应该在8%左右。所以，我们应该这样做：

* 每次洗头之后，用含有丰富蛋白质或是抗氧化成分的护发素保护头发，防止头发失去光泽。

* 经常使用染发剂的女性需要避免重染所有的头发，只染新长出的部分。因为大面积染发将极大地损伤发质。

* 秀发偏干，需选择滋润成分比较丰富的洗护产品；倘若发质开始枯黄，需要使用含中草药精华的洗护产品；若是发梢开裂分叉，必须选用有深层修复功能的洗护产品。

头皮也需要呵护

35岁后，对比自己现在与从前的照片，会发现发际线的后移，洗发时也会发现一头乌发掉得实在触目惊心。如何恢复如瀑布、如丝缎般的黑发，是你连梦里都渴望知道的天机。那么，来吧，让我来为你解密。

给头皮多一点儿关爱

如果你有一头天生细软的头发，就一定要格外当心。细软发显老，更不抗老。毛囊被堵塞或者随激素分泌减少、毛孔变差劲，都会让头发越长越糟心。这时，你一定要认真清洁头皮，用手指腹按摩头皮来洗，避免油脂角质堵塞毛囊。同时，尽量散开头发出门吧，尽可能让头皮处于舒缓安逸的状态，这样头发才能恢复得快。

染发前尽量先为头皮打底

40岁前，我们应该可以放心享受秀发的青春。但只要到了40岁之后，秀发状态就会差很多，必须在调理身体的同时，给毛囊足够的营养，提前做好储备。只要在1个月内染烫2次头发，对头皮的伤害就至少要养半年。因为烫发剂是液体，更容易渗透到毛囊，万一造成损伤就很难修复。如果割舍不了对染烫的痴迷，最好在染烫前加一层头皮精华护理液，会减少化学药剂的伤害。

心情糟糕，秀发更伤"芯"

头皮最近忽然发痒，粗糙，而且突然出油迅猛。如果正常洗护并没有变化，那就是你的心变了。烦躁、失眠会让这样的问题接连降临。这时候，千万不要用强力控油洗发水来应对。短期压力巨大会使人产生很多大块头屑，如果用强效去屑控油的产品，只会越来越糟。其实更应该用舒缓头皮的产品。另外，也不要选择这个时候去烫个头发改变心情。当头皮也要承受你的心理压力时，会很脆弱，如果这时去染烫，受的伤害也就会更多一些。

四、调养气血，不做"黄脸婆"

彭女士五官精致，模样清秀，就是肤色暗黄、粗糙，年轻的时候还有点青春女孩的红润，现在年纪大了，整张脸看起来灰不溜秋的，很不精神。虽然彭女士不惜血本，买了很多高档化妆品，每天都擦，但有时候一个疏忽，就看出来脸是白的，脖子却是黑的。尤其晚上洗完脸卸完妆，看着镜子里自己更加晦暗的脸色，心里老是别别扭扭的。

都说"一白遮百丑"，东方女性大多希望自己皮肤自然白皙，但随着年龄增长，可能原本皮肤没什么问题的人也肤色黯淡了，人也显得精神萎靡、老气横秋。这究竟是为什么呢？追根溯源——因为气血两虚了。中医说，血为气之母，气为血之帅。气行则血行，气滞则血瘀。也就是说，女人如果想保有持久的美丽健康，就要重视气血的作用。

气血不足，则肾的功能也会受到影响，气虚、血虚、肾虚了，不仅会让我们的健康出现问题，还会让我们肤色黯淡、长斑、长皱纹。

气血不足的症状

该如何判断气血是否充足？眼白浑浊发黄有血丝、皮肤粗糙长斑无光泽、头发干枯萎黄开叉、睡眠易惊易醒夜尿多、手心常出汗偏热或手冷、手指扁平薄弱或指尖纤细、运动时胸闷气短疲劳难复、牙龈萎缩、指甲有纵纹……如果以上症状出现超过一半，说明你已经气血不足，应该调养了。

养气血的宜与忌

确认今天不用见人，终于可以卸去脸上厚重而昂贵的化妆品。肤色晦暗？还好，只有自己知道。其实，只要找对方法，依然可以容光焕发。爱美的女人应该学会调养自身的气血，让血液由内而外得到滋养，美丽和健康才会长久跟随。

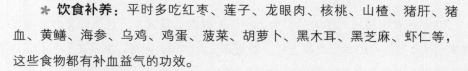

我们该做的

　　✻ **饮食补养**：平时多吃红枣、莲子、龙眼肉、核桃、山楂、猪肝、猪血、黄鳝、海参、乌鸡、鸡蛋、菠菜、胡萝卜、黑木耳、黑芝麻、虾仁等，这些食物都有补血益气的功效。

　　✻ **按摩穴位**：足三里穴位于外膝盖下3寸，胫骨外侧约一横指处，是一个具有补益效果的穴位。每天用中等力度自下而上推揉5分钟，或用艾炙的方法温炙3分钟，可以从源头上强壮心脏，补益气血。

　　✻ **精神调理**：笑容是最好的保养品，良好的心情能养心神、通血脉、和畅气血。当你烦闷不安、情绪不佳的时候，听听音乐、欣赏一场幽默的相声或小品，可振奋精神，激发血气。

我们不该做的

　　✻ **长期久视**："肝开窍于目"，视力的好坏依赖于肝脏内的藏血，因此长时间坐在电脑前工作的白领女性，应该特别注意眼睛的休息和保养，防止因为过度用眼而耗伤身体的气血。

　　✻ **大汗淋漓**：中医认为，汗为心血所化，流汗过多会导致血液的暂时性耗损，所以一般每次出汗后人都会心慌，感到疲乏。当然，不出汗也不利于体内废物的排除。最佳的状态是身体微微出汗，切不可太多，尤其不要每天都是一身汗。

　　✻ **体重超标**：体重过轻和过重都不好。科学证明，身体瘦弱型的女性更容易出现气血不足。体重过重就会造成心脏负担过重，一身的脂肪相当于背负着很重的东西生活或者工作，会使气血加倍耗损。所以要控制体重在正常的范围内，心脏才不会亏虚，得以满足全身气血的需求。

五、食物中的秘方，经济又实惠

我们的食物是一个伟大的宝库，除了无数的经典美味，还流传着非常丰富、简单而又疗效神奇的偏方、秘方等，能解决生活中很多问题，尤其关于面部保养的食疗偏方，寓治于食，具有无可比拟的经济性，女性朋友不妨多试。

美白去皱的美容面膜

柠檬牛奶面膜

准备柠檬1个，牛奶15毫升，面粉16克。将柠檬榨汁，加入牛奶、面粉，充分搅拌，混合均匀。使用时将牛奶柠檬汁均匀地涂抹在脸部，敷25分钟后洗净即可。每周做1~2次。这款面膜可温和有效地洗净脸部毛孔废物，具有洁净和美白的效果。

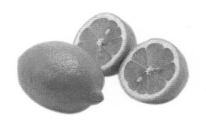

芦荟美白

准备3指宽2指长的面带斑点的芦荟叶去刺洗干净，一块3厘米长的黄瓜，1/4鸡蛋清，2~3克珍珠粉，适量的面粉。将芦荟、黄瓜放入榨汁机榨汁后倒入小碗，然后放入蛋清、珍珠粉、适量面粉调成糊，以不往下流淌为宜。把脸洗干净，将调好的糊抹在脸上，干后洗净，拍上柔肤水、护肤品即可。每周1~2次。这个美白配方可同时用于脸及手部美白，特别是对暗疮皮肤，能有效去油腻，防止感染，使皮肤白皙细致。

眼睛美容小妙方

袋茶、眼贴

晚间洁面后，先将饮过的袋茶（任何茶叶均可）浸于冷水中10分钟，再将其分别敷于双眼（经期不宜使用），5分钟后取下；使用抗皱型眼贴，15分钟后取下。**此法具有一定的对抗眼周皮肤衰老的功效。**

苹果生鱼汤

苹果约500克，生鱼约150克，生姜2片，红枣10枚，盐、食用油各少许。生鱼去鳞、去鳃，用清水冲净鱼身、抹干。油起锅，放入生鱼，煎至鱼身呈微黄色；苹果、生姜、红枣洗干净，苹果去皮去蒂，切成块状，生姜去皮切片，红枣去核。瓦煲内加入适量清水，用猛

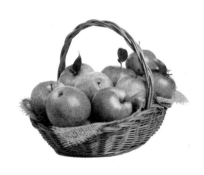

火煲滚。然后加入全部材料，改用中火继续煲2小时左右，加入盐调味，即可饮用。每日2次，早晚饮用。**可预防黑眼圈的出现，防止眼下出现眼袋。**

黄春菊水

干黄春菊花10克。将黄春菊花（有柄的）放入大杯中，倒满热水，制成茶水，放置冷却，然后过滤至消毒过的广口瓶中并放入冰箱制冷。使用时，先将棉绒垫在凉茶中浸湿，挤干水分，然后贴在眼睛上15~20分钟（使用棉绒垫而不是海绵球，前者在眼部的覆盖面更广）。**用指尖沿颧骨轻轻按压，有助于进一步发挥消肿作用。**

防脱发的小妙方

桑叶麻叶米酒水

桑叶、麻叶各250克，米酒2000毫升。将桑叶、麻叶、米酒加水煮沸，洗头即可。具有促进毛发生长作用，短则一两个月，长则三四个月就可见效。经期或怀孕女性慎用。

生半夏麻油

生半夏、生姜各300克，麻油1000毫升。将生半夏研末，以麻油浸渍半月，用时先以生姜片涂搽患处，后用药油涂之。每日1次，连用3个月，脱落眉发即生。

双花酒

芝麻花、鸡冠花各60克，樟脑1.5克，白酒500毫升。将芝麻花、鸡冠花撕碎，浸泡入酒内密封，15日后过滤，再将樟脑入药酒中，使之溶化。以药棉蘸药酒涂搽脱发区，每日3~4次。**此方对于神经性脱发有良好效果。**

黑芝麻粥

黑芝麻250克，粳米适量。将黑芝麻捣碎，加粳米熬粥食用。**治肝肾不足、病后虚弱、须发早白、脱发。**

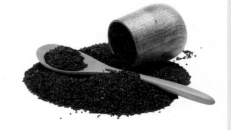

六、艾灸调理让你恢复自信

　　女人的花肌玉容总是短暂，任由你怎么抵御，始终都是时光的手下败将。昂贵的化妆品似乎也无济于事。不如静下心来，试着用艾灸慢慢调理，让艾灸用它天然温和、标本兼顾的独特性质，帮你解决这一系列的问题。娇嫩的肌肤，光洁的容颜，不久又会成为你自信的源头。

预防黑眼圈的艾灸法

取穴精要：

肾俞穴： 在背部，第二腰椎棘突下，两侧旁开1.5寸处。艾灸此穴能补益肝肾。

四白穴： 位于人体面部，瞳孔直下，眼眶下凹陷处。艾灸此穴能祛风明目，通经活络，还能预防黑眼圈和老花眼。

太溪穴： 足内侧，内踝后方，在内踝尖与跟腱的凹陷处。艾灸此穴能增强肾气，提高人体正气，强身健体。

涌泉穴： 位于足底，第二、三跖趾缝纹头端与足跟连线的前1/3处。涌泉穴在人体养生、防病、治病、保健等方面都有重要的作用。艾灸此穴能起到滋阴益肾、平肝熄风的作用。

取穴技巧

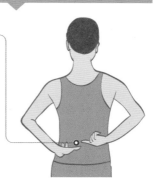

肾俞穴 双手放在腰侧髂骨上，四指朝前，拇指朝后，两拇指触碰到的位置即第四腰椎骨，往上三横指处是第二腰椎骨，在第二腰椎棘突下再旁开两个横指的位置即是肾俞穴

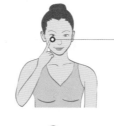

四白穴 瞳孔下方，颧骨凹陷处，用手去摸即可以感知

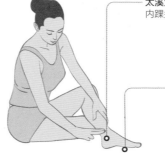

太溪穴 足内侧，内踝后方，在内踝尖与跟腱的凹陷处

涌泉穴 足底，脚掌下，第二、三跖趾缝纹头端与足跟连线的前1/3处

灸法：有烟艾条灸

疗效指数：★★★★★　环保指数：★★★☆☆
便利指数：★★☆☆☆　安全指数：★★★★☆

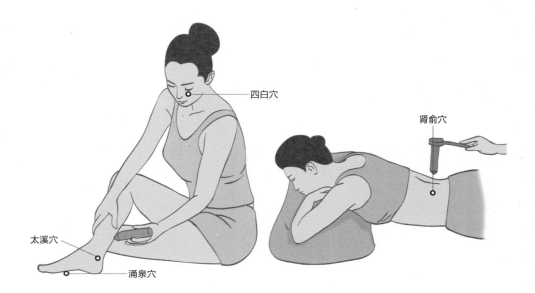

四白穴

肾俞穴

太溪穴

涌泉穴

步骤①： 拇指按摩四白穴、太溪穴，每穴5分钟左右。按摩顺序依次为四白穴、太溪穴。之后以艾条依次灸太溪穴、四白穴，每穴5～10分钟。

步骤②： 拇指按摩肾俞穴、涌泉穴，每穴5分钟左右。之后以艾条依次灸涌泉穴、肾俞穴，每穴10分钟。

 操作要领

▶① 按摩穴位的同时用酒精灯点燃艾条。
② 注意观察受灸者对温度的反应，并适时调整。
③ 注意随时清理艾条上的艾灰，以免掉落烫伤受灸者。
④ 手法上采用定点温灸、回旋灸、雀啄灸配合运用。
⑤ 每穴以皮肤红润为度。

发质枯黄的艾灸法

取穴精要：

肾俞穴： 在背部，第二腰椎棘突下，两侧旁开1.5寸处。艾灸此穴能补精益肾，使肾经气血生化有源。

复溜穴： 在小腿内侧，太溪直上2寸，跟腱的前方。艾灸此穴具有补肾益阴、温阳利水的作用。

太溪穴： 足内侧，内踝后方，在内踝尖与跟腱的凹陷处。艾灸此穴能滋阴壮阳，治疗各种肾虚病症。

涌泉穴： 位于足底，第二、三趾趾缝纹头端与足跟连线的前1/3处。艾灸此穴能滋阴补阳、宁心安神。

取穴技巧

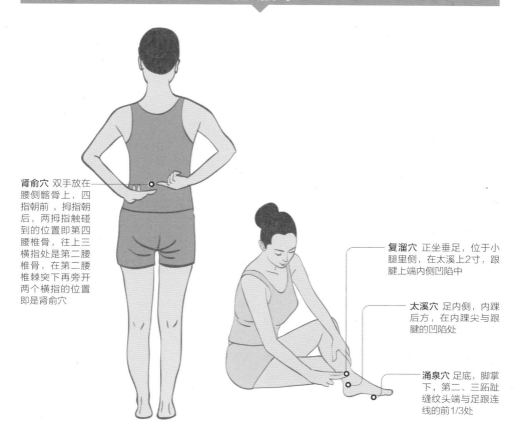

肾俞穴 双手放在腰侧髂骨上，四指朝前，拇指朝后，两拇指触碰到的位置即第四腰椎骨，往上三横指处是第二腰椎骨，在第二腰椎棘突下再旁开两个横指的位置即是肾俞穴

复溜穴 正坐垂足，位于小腿里侧，在太溪上2寸，跟腱上端内侧凹陷中

太溪穴 足内侧，内踝后方，在内踝尖与跟腱的凹陷处

涌泉穴 足底，脚掌下，第二、三跖趾缝纹头端与足跟连线的前1/3处

灸法：有烟艾条灸

疗效指数：★★★★★ 环保指数：★★★☆☆
便利指数：★★★☆☆ 安全指数：★★★★☆

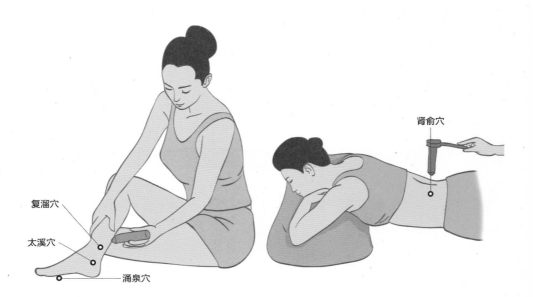

步骤①： 拇指按摩太溪穴、复溜穴，每穴5分钟左右。之后依次用艾条灸太溪穴、复溜穴，每穴5~10分钟。

步骤②： 拇指按摩肾俞穴、涌泉穴，每穴5分钟左右。之后用艾条灸肾俞穴、涌泉穴，每穴5~10分钟。

 操作要领

▶① 按摩穴位的同时用酒精灯点燃艾条。

② 注意观察受灸者对温度的反应，并适时调整。

③ 注意随时清理艾条上的艾灰，以免掉落烫伤受灸者。

④ 手法上采用定点温灸、回旋灸、雀啄灸配合运用。

⑤ 每穴以皮肤红润为度。

七、修复瑜伽，让你重新容光焕发

瑜伽通过舒展肢体的每一个部位，按摩腹部、刺激内脏，加快人体代谢，充分促进全身血液循环，以血养气，以气畅血，能够真正达到平衡气血、调理气血的功效。

瑜伽攻略：半月式

半月式是一个全方位的动作，它的动作要点在于拉伸，在舒展四肢的过程中，大大提高全身血液循环速度、加快身体代谢，以畅通全身的气血。此外，半月式中的左右侧弯、前后俯仰的动作能很好地活动后腰的肌肉和神经，温暖肾脏，起到双重补养气血的作用。

最佳练习时间：
上午9点
最佳练习次数：2~4次
方便系数：★ ★ ★ ★ ★
呼吸方式：腹式呼吸
禁忌人群：高血压、低血压和眩晕症患者

练习要诀

▶练习过程中保持手肘和膝盖绷直；向某侧弯腰时，身体不要向前倾，双肩尽量向后打开，能使腰部的拉伸效果更好；不要屏气，自然呼吸即可。

步骤①：基本站姿，双腿伸直并拢，双臂自然垂于体侧。
步骤②：双手合十，食指向上，其他手指相扣。吸气，双臂伸直，高举过头顶。呼气，向右侧弯腰，保持2~3次呼吸。
步骤③：吸气，上半身回到正中位置。呼气，向左侧弯腰，保持2~3次呼吸。
步骤④：吸气，上半身回到正中位置。呼气，头向后仰，双臂带动上半身向后弯。保持2~3次呼吸。
步骤⑤：吸气，双臂带动上半身回到正中位置后，呼气，向前向下伸展，直至指尖触地。此时，双臂、头颈和背部在一个平面上。保持2~3次呼吸，身体还原至初始姿势。

瑜伽攻略：肩倒立式

倒立姿势能促进全身的血液循环，帮助身体各部分组织得到营养，使血液流动畅通无阻、身体充满活力，延缓衰老；还能让心脏充分休息，增加大脑供血，减少面部皱纹的产生，使肌肤红润。

最佳练习时间：
上午9~11点

最佳练习次数：1次

方便系数：★ ★ ★ ★

呼吸方式：腹式呼吸

禁忌人群：高血压患者和处于生理期的女性

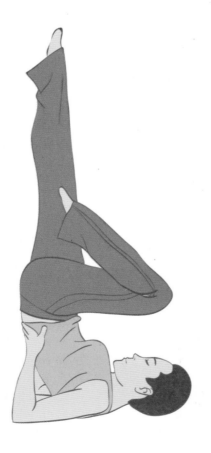

步骤①： 仰卧，双腿伸直并拢，双手自然贴放在身体两侧的地上，掌心朝上。

步骤②： 吸气，双手按压地面，慢慢向上抬起双腿，直至双腿与地面垂直。

步骤③： 背部抬离地面，双手扶在腰间，双腿缓缓向头顶方向伸展，直至双脚脚尖触地。

步骤④： 呼气，双腿离地，慢慢向上抬至与地面垂直的位置，头部、肩部、上臂和双肘撑地，收下巴抵锁骨。弯曲左膝，左脚靠在右膝盖旁。

步骤⑤： 吸气，伸直双腿，使背部、臀部、双腿都与地面保持垂直。保持数秒，呼气，还原至初始姿势。

 练习要诀

▶如果一开始无法做到完全倒立，可以先靠着墙壁练习，量力而行，循序渐进地掌握这个体式。

瑜伽攻略：骆驼式

这个体式能充分活动颈部肌肉，拉伸颈部和下颌的皮肤，使其尽量保持紧致，经常练习可预防双下巴的出现。头部后仰的姿势，还能使血液回流至面部，加快面部血液微循环，进一步滋养面部肌肤，提高和修复脸颊和颈部的皮肤弹性，改善和消除双下巴。

最佳练习时间：傍晚6点
最佳练习次数：1次
方便系数：★★
呼吸方式：腹式呼吸
禁忌人群：高血压患者、腰背有伤患或患有甲状腺疾病的人

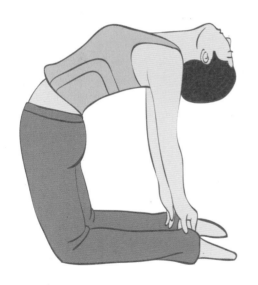

 练习要诀

▶第一次练习时，要先活动腰部；向后弯腰时，可用手护住腰部，再让身体慢慢下压，以免损伤腰部；头、胸、腰部后仰的同时，胯部尽量前送。

步骤①： 跪立，腰背挺直，双腿分开与肩同宽，双臂自然垂于体侧。
步骤②： 吸气，双臂屈肘，双手扶在腰间，目视前方。
步骤③： 呼气，头向后仰，髋部前送，脊椎向后弯曲。
步骤④： 当身体后弯至极限处，待腰部柔软后吸气，伸右手扶右脚脚后跟。
步骤⑤： 呼气，用左手抓左脚脚后跟，保持数秒。吸气，身体还原至初始姿势。

瑜伽攻略：眼镜蛇式

眼镜蛇式通过活动脊柱，疏通生命能量，提升肌肤细胞活力，使细胞保持年轻状态，从而使表皮层和真皮层组织结构更紧密细致；对后腰部的挤压，能刺激肾脏，帮助利水排湿，减轻脸部水肿；脖子向上仰的动作紧实颈部，预防双下巴的产生，使面部线条更加流畅分明。

最佳练习时间：上午10点
最佳练习次数：2次
方便系数：★★★★
呼吸方式：腹式呼吸
禁忌人群：患甲状腺功能亢进、肺结核、胃溃疡、疝气的人及孕妇

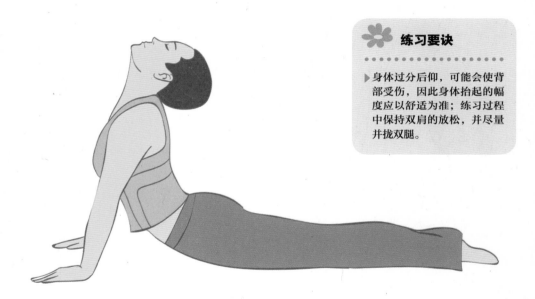

❀ 练习要诀

▶身体过分后仰，可能会使背部受伤，因此身体抬起的幅度应以舒适为准；练习过程中保持双肩的放松，并尽量并拢双腿。

步骤①：俯卧，下巴点地，双腿并拢，双臂放在身体两侧的地面上，掌心朝上。

步骤②：双臂屈肘向前，双手手掌放在胸膛两侧的地面上，指尖向前，腋下夹紧。

步骤③：吸气，用双臂的力量撑起上半身，然后脊椎后弯，胯部尽量下压，头向后仰，颈部尽量向后伸展。保持3次呼吸，身体还原。

瑜伽攻略：消除眼部问题

十指轻柔有节奏地揉、按、点、画圈，让你的眼部肌肤得到彻底的放松和舒缓。按摩后，皮肤松软，毛孔张开，这时眼部毒素就能更加顺利地排出体外。只要持之以恒，就能使眼部血液循环得以提升，眼部问题自然一扫而光。

最佳练习时间：
晨起时、临睡前
最佳练习次数：2次
方便系数：★ ★ ★ ★
呼吸方式： 腹式呼吸
禁忌人群：无

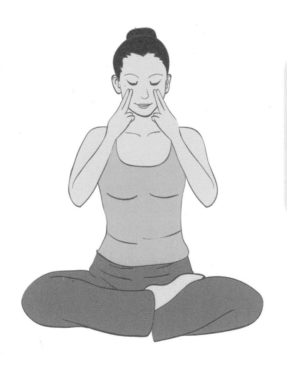

练习要诀

▶ 在进行这组面部瑜伽前，先使用湿毛巾或眼霜来给眼部周围供给足够的水分，再进行按摩，效果更佳。按摩时，指法要轻盈温柔，否则反而会伤害脆弱的眼部肌肤。

步骤①：坐在地上，弯曲右腿，将右脚放在左大腿上，弯曲左腿，将左脚放在右大腿下。放松脸部，闭眼，双手食指轻轻按在头部两侧的太阳穴，其余手指握拳。

步骤②：边吸气边睁开眼睛，用食指在太阳穴附近轻柔按压、打圈，坚持3~5秒。

步骤③：呼气，闭眼，伸出中指与食指并拢，在下眼睑处轻柔按摩3秒以上。

步骤④：按摩数圈后，睁开双眼。身体还原至基本坐姿，重复以上练习。

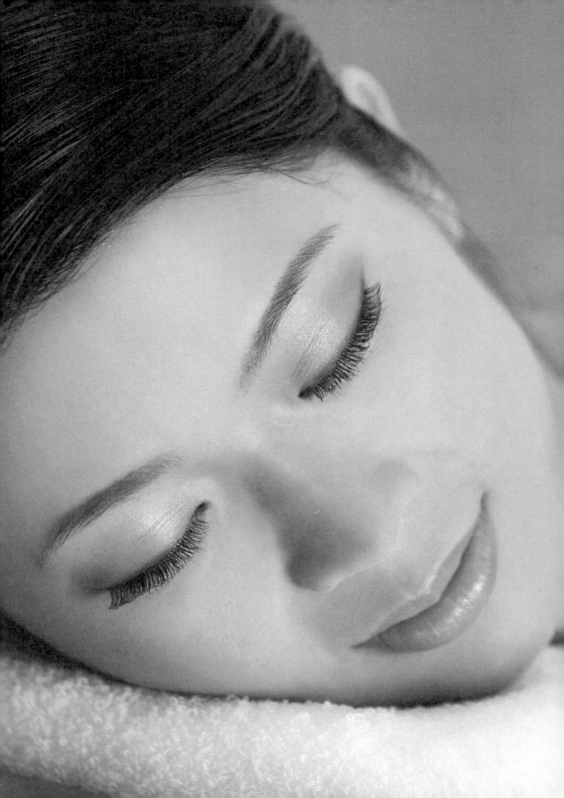

第七章

暖养，
延缓更年期的妙方

女人不暖，就像世界没有太阳。
没有太阳，世界是冰冷的；
没有"暖"，女人是没有生机的。
暖暖的女人不仅更健康，少生病，
还能使皮肤白里透红、弹性好、无皱纹，
"暖"就像牵住青春的线，让你美丽常驻，神采奕奕。

一、体寒是女人很多烦恼的根源

很多现代女性不爱运动，久坐空调房，出汗少、血液循环不畅，手脚冰冷，夏天常吃生冷食物……凡此种种，导致现代女性中体寒的人数大大增加。

* 身体冷是一切麻烦的根源。冷女人血行不畅，手脚冰凉而且痛经。血行不畅面部就会长斑点，体内的能量不能润泽皮肤，皮肤就没有生气，所以很多女人皮肤像细瓷一样完美，却一点不青春，假假的感觉。

* 还有更可怕的一点就是，我们的生殖系统是最怕冷的，一旦我们的体质过冷，它就会选择长更多的脂肪来保温，我们的肚脐下就会长肥肉。而一旦气血充足温暖，就不会长更多脂肪。

* 最麻烦的是，体寒的人会比较难怀孕，因为子宫寒冷，没有办法为胎儿提供一个最佳的温床。

体寒带来的疾病

＊疼痛：头痛、腰痛、关节痛、神经痛、风湿痛等各种疼痛，经常会随着体寒出现。有时疼痛的部位会发热，这是身体本身试图通过发热变暖来缓解疼痛的表现。

＊肠胃炎：患有体寒证的人会经常腹痛，且容易伴有腹泻或溏便。腹泻是肠胃为排出多余水分来温暖自身而产生的反应。

＊眩晕、耳鸣、呕吐：体寒会导致水分代谢变差，导致人体在疲劳、睡眠不足以及压力大的时候，新陈代谢的"出"遇到阻碍，导致排尿不畅，从而使水分滞留在体内，导致眩晕、耳鸣和呕吐的症状。这是身体为了排出胃液这种水分，减少体内水分总量和内耳淋巴液的反应。

＊青光眼：青光眼属于水毒症，体寒的人比较容易中招。如果眼内水晶体的房水过多，眼球就会向前突出，并且眼压上升，引起眼角疼痛和头痛。身体为排出水分还会压迫视神经导致失明，因此应特别注意。

＊**肥胖**：体寒让身体容易变冷，阻碍脂肪代谢，加速肥胖。现代女性基本上都是过度摄取水分以及体寒导致的水肿型肥胖，表现为"下半身肥胖""萝卜腿""小腹突出""双下巴"等症状。

＊**糖尿病和高血脂**：体温每下降1℃，代谢将会减弱12%。简单来说，体寒会阻碍血液中的糖和中性脂肪这些热量来源的代谢，糖和脂肪未充分代谢而残留下来，就是高血糖（糖尿病）和高血脂。如果血液中脂肪增加的话，脂肪还会附着在肝脏内，形成脂肪肝。

＊**感冒、支气管炎等炎症**：体温每下降1℃，免疫力的主力——白细胞的活力就会减弱30%。这样一来，细菌、病毒和真菌等侵入体内时，免疫系统就无法进行充分的防御，感冒、炎症就会产生。

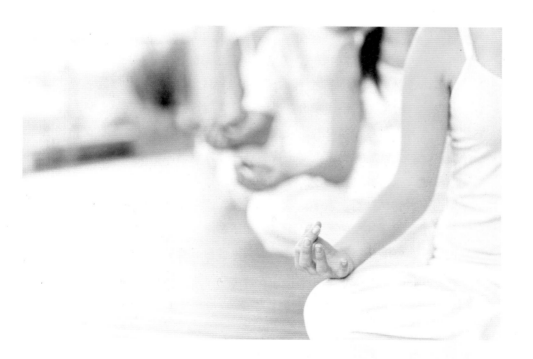

二、暖养和体寒的不同后果

虽然我们都希望青春永驻，即使青春渐远，也努力工作，认真生活，仔细打扮自己，但是有时候不是努力就有结果的。你会不会常常感觉到手脚冰冷、月经不规律、皮肤经常无光泽会长斑、性冷淡、容易生病、病后恢复慢……这些症状，可能就是体寒的原因。

保暖是女人的重中之重

明代中医张景岳说过："天之大宝，只此一丸红日；人之大宝，只此一息真阳。"而看过中医的人，也都会被医生嘱咐"忌生冷""保温"等。因为我们身体的器官、组织、细胞的功能，都要以正常的体温为基础来维持，这就需要暖，而暖来自人体的阳气，是它维护了生命的暖意。

尤其是女人，女人是靠血养的，精血旺盛，人才会显得年轻、显得健康。"守得一份精血，留住一份青春"。只有血行畅通、充盈，身体和容颜才会有营养供应，女人的皮肤才会白里透红、弹性好、无皱纹。反之，则会面色萎黄、有暗斑、黄褐斑，或是头晕眼花、疲倦乏力、心悸失眠等一系列问题，月经失调、四肢麻痹等疾病也就由此而生。

而血有"得热则行，遇寒则凝"的特性，所以当身体受到外界寒气的侵袭，就必然会阻碍气血的运行。而温暖能使血液畅通不瘀滞，使阳气充足不畏寒，是生命力旺盛不早衰的关键，是女人健康、年轻的最基础前提。所以保温在中医看来是女人养生的重中之重。

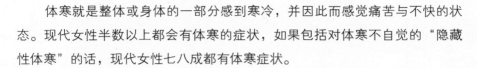

保暖是女人的重中之重

　　体寒就是整体或身体的一部分感到寒冷，并因此而感觉痛苦与不快的状态。现代女性半数以上都会有体寒的症状，如果包括对体寒不自觉的"隐藏性体寒"的话，现代女性七八成都有体寒症状。

✱ 女人体寒会出现各种各样的疾病。因为我们的体温下降太低时，身体的血液流动会减慢，新陈代谢的速度也会减慢，身体运行的不正常导致我们的体内垃圾堆积成山，血液也被污染，最终使得我们的身体出现各种疾病，使得女性的身体和心理都受到打击。

✱ 另外，体温低会造成体内循环系统无法正常运行，身体容易被各种疾病侵扰，得了病后恢复得也慢。数据显示，体温比正常值低1℃，免疫力就会下降37%。

✱ 体低温对女性的皮肤和头发也大有损害。体温低血液循环就不好，血液循环不好，当然就不能为皮肤和头发输送营养和氧气，肤色晦暗、爱起痘痘、起斑、头发干枯、易脱发……各种皮肤问题由此产生。

怎么判断是否体寒

● 冬天的时候手脚冰凉。
● 夏天容易乏力，吹空调会感觉身体不适。
● 非常怕冷，不能抵御地铁里的冷风。
● 眼角周围起斑，有时明显有时会淡。
● 夏天吃凉的食物感到不舒服。

三、暖女人养生法

长时间手脚冰凉，不仅难受，而且还容易生病。下列人群很容易体寒：

✳ **母体带来的体寒**：比如膝关节受凉，走路多之后疼痛酸痛等。

✳ **常吃寒性食物**：香蕉、冷饮、冰淇淋、海鲜等。

✳ **经常不运动**：尤其是现在的都市白领，经常坐在办公室里，忙碌一整天，没有时间去运动，造成低血压、贫血等症状。

✳ **衣服不够保暖**：尤其是冬季，很多女性为了外观赏心悦目，大冬天穿裙子或者只穿一条单裤子，膝关节长期处在这种环境下，年龄大一些的时候就会腿疼，造成轻度体寒，时间久了就会加重。

✳ **长期待在空调房**：夏天要出汗，出汗会将体内的一些垃圾排出来，如果长期处在不出汗的环境下，血液里可能会出现很多垃圾，也会影响血液的循环。

✳ **压力过大**：长期处于紧张的环境下，压力会造成手脚冰凉，血液循环不好，造成体寒。

女人暖养的方法

女人一定要暖养，保温是首要任务，随时注意保暖，不要喝太冰的东西，多喝热饮，别老在空调房里待着，也不要"要风度不要温度"，秋凉了还穿露脐装、大冷天穿迷你裙，天凉要适当地加衣。

充足睡眠

每天至少要保证 6 小时的睡眠时间，充足的睡眠有利于储藏阳气，阴精蓄积。

穿棉袜

纯棉袜子不仅柔软舒适，还可吸收脚汗，让双脚保持干爽舒适。

补气血

日常生活中，坚持运动、吃药膳、泡温泉、按摩等，可以四肢温暖、面色红润。尤其体形较瘦、虚寒体质的女生，应该多补铁补血，血气充足，就会增强抵抗力，不惧寒冷。

有氧运动

慢跑、快步走、跳绳、打太极拳等，都会让全身各个部位活动起来，促进血液循环，但不可运动过度，高强度的运动、大量的出汗，会"发泄阳气"，起到相反的作用。

每天泡脚

泡脚是最有效的方法。在较深的盆中加入40℃左右的热水，让水漫过脚踝，浸泡20分钟左右，就会感觉到全身发热，这说明血液循环畅通后身体开始发热。如果在泡脚的同时再揉搓双脚，效果会更好。

温水洗澡

即使是夏季，女性也应坚持温水洗澡，既可以保持身体的清洁和干爽，还能促进盆腔周围的血液流通，加快新陈代谢、驱寒、通经络。

按摩手脚心

经常揉搓手脚心，可以改善末端血管的微循环状况，并具有手脚温暖的效果。

善用穴位

洗完澡用电吹风吹肚脐眼（丹田）来暖身，低血糖吹腰，月经不调吹后脑勺，每天晚上泡热水脚，每天敲足三里。

经期保暖

月经期间注意保暖，多穿衣物，切记不要用凉水洗头，因为经期凉水洗头会让身体严重受风，还可能会引起头疼的毛病。

四、养血暖血的食疗方

《黄帝内经》云："五谷为养，五果为助，五畜为益，五菜为充，气味合而服之，以补精益气。"日常饮食中注意膳食的合理搭配，有助女性保暖驱寒，提高免疫力，增强体质。女性朋友可以有针对性地尝试养血暖血的小偏方、食疗方，让体寒成为过去时。

祛寒补血的小偏方

枸杞姜茶

老姜1块，枸杞子50克，红糖50克。将老姜、枸杞子洗净，所有材料放入砂锅内，中火煮约15分钟即可。每天2~3次，7天1个疗程。**此方散寒补血，对手脚冰冷的女性患者尤其适用。**

当归生姜羊肉汤

当归20克，生姜30克，羊肉300克。当归、生姜、羊肉放入砂锅中，加清水旺火烧沸后去浮沫，加料酒，小火炖至羊肉熟烂，加盐调味。**此方有温中补血、祛寒止痛功效，特别适合冬日早晚食用。**

小米红枣生血汤

去核红枣15枚，小米200克，红糖适量。把小米用清水洗干净浸泡15分钟，再以适量清水把红枣洗净，然后把小米和红枣一起放入砂锅中，加入适量清水，开大火煮至水沸腾后，改用文火熬煮1小时，最后调入适量红糖，即可食用。**此方有很好的补血作用。**

舒筋活络的小偏方

红花艾叶泡脚

艾叶50克，红花30克。加水2000毫升，煮沸后续煮15分钟，用药液熏脚，等药液温度适中时再放入脚，泡15~20分钟即可。每周1次，坚持3个月左右即有效（经期慎用、孕期禁用）。**此方可活血化瘀、通经、消肿止痛。**

天麻鲤鱼汤

天麻10克，胡萝卜1根，鲤鱼500克，冬瓜200克，葱花、胡椒粉、盐、高汤各适量。天麻洗净，胡萝卜洗净切块；冬瓜去皮、去瓤切块；鲤鱼宰杀清洗干净，去头、剔骨，鱼肉切成条变成麻花辫状，放在盘子里，蒸熟。高汤倒入锅里，大火煮沸，放入冬瓜、天麻，加盐，用小火煮到熟烂，然后倒入鱼、葱花、胡萝卜和胡椒粉，再煮片刻即可。**此方通血脉、健脾利湿、熄风定惊。**

鲍鱼菇青笋煲双瓜

鲍鱼菇200克，南瓜、冬瓜各150克，青笋50克，番茄1个，碎芹菜叶、洋葱丁各适量，白糖、盐各1小匙，食用油、蚝油、黑胡椒、高汤各适量。将冬瓜、南瓜去皮、瓤，洗净切块；鲍鱼菇洗净；青笋去皮洗净切段；番茄去皮洗净，切丁。油锅烧热，放洋葱丁、番茄，炒软后倒入高汤，再加入除了芹菜叶的食材、调味料，搅拌均匀，炖到汤汁浓稠的时候加入芹菜叶即可食用。**此方具有补脾胃、除湿邪、祛风散寒、舒筋活络的功效。**

五、艾灸让你从内到外都温暖

和男人比起来，病痛似乎更"偏爱"女人：穿得少点会感冒，吃得凉点会腹痛，喝水多了还能体寒……而你永远搞不明白自己为什么总会有这样那样的病痛。不如就试试艾灸吧，活血化瘀、扶阳固脱，帮你消除这些小病小痛，让你暖暖的，很健康。

提升阳气的艾灸法

取穴精要：

鸠尾穴：位于脐上7寸，剑突下0.5寸处。鸠尾穴为任脉上的络穴，艾灸此穴能有效缓解身体疲劳，缓解人焦躁的情绪。

关元穴：在腹部，前正中线上，脐下3寸处。关元穴为三阴经与任脉之交会穴，人体阳气孕育必然由此而出，艾灸此穴能治疗一切气虚证，并能增强小肠对营养物质的吸收。

大椎穴：第七颈椎棘突下凹陷中。艾灸此穴能通畅任督二脉，消除身体的小病痛。

长强穴：尾骨尖下0.5寸，尾骨尖端与肛门的中点。长强穴为督脉之络穴，艾灸此穴能提升机体阳气，祛湿通经。

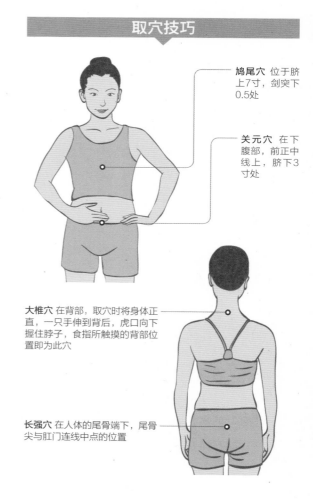

取穴技巧

鸠尾穴 位于脐上7寸，剑突下0.5处

关元穴 在下腹部，前正中线上，脐下3寸处

大椎穴 在背部，取穴时将身体正直，一只手伸到背后，虎口向下握住脖子，食指所触摸的背部位置即为此穴

长强穴 在人体的尾骨端下，尾骨尖与肛门连线中点的位置

疗法：有烟艾条灸

疗效指数：★★★★☆ 环保指数：★★★☆☆
便利指数：★★★☆☆ 安全指数：★★★★☆

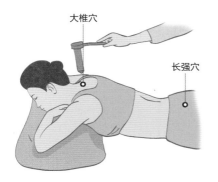

步骤①： 俯卧位，拇指按摩长强穴、大椎穴，每穴5分钟左右。之后用艾条灸长强穴、大椎穴，每穴5~10分钟。

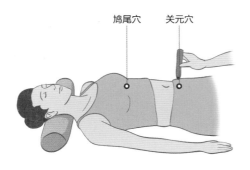

步骤②： 仰卧位，拇指按摩关元穴、鸠尾穴，每穴5分钟左右。之后依次用艾条灸鸠尾穴、关元穴，每穴5~10分钟。

 操作要领

▶① 按摩穴位的同时用酒精灯点燃艾条。
② 注意观察受灸者对温度的反应，并适时调整。
③ 注意随时清理艾条上的艾灰，以免掉落烫伤受灸者。
④ 手法上采用定点温灸、回旋灸、雀啄灸配合运用。
⑤ 每穴以皮肤红润为度。

温阳补气的艾灸法

取穴精要：

神阙穴：在腹部，前正中线上，肚脐凹陷处。神阙穴是人体任脉上的重要穴位之一，艾灸此穴能够使人体真气充盈、精神饱满、体力充沛。

关元穴：在腹部，前正中线上，脐下3寸处。艾灸此穴能补益一身气血。

足三里穴：小腿前外侧，犊鼻下（膝盖骨下缘）3寸，距胫骨前缘约一横指处。艾灸此穴能健脾补元，温阳祛湿。

天枢穴：在腹部，肚脐两侧旁开2寸。艾灸此穴能调中和胃、理气健脾，脾胃气机运转正常，则能调整气血的运行。

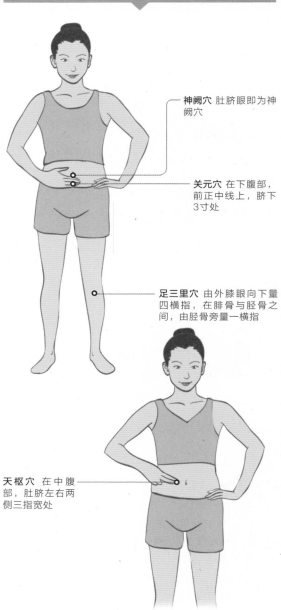

取穴技巧

神阙穴 肚脐眼即为神阙穴

关元穴 在下腹部，前正中线上，脐下3寸处

足三里穴 由外膝眼向下量四横指，在腓骨与胫骨之间，由胫骨旁量一横指

天枢穴 在中腹部，肚脐左右两侧三指宽处

疗法：有烟艾条灸

疗效指数：★★★★☆ 环保指数：★★★☆☆
便利指数：★★★☆☆ 安全指数：★★★★☆

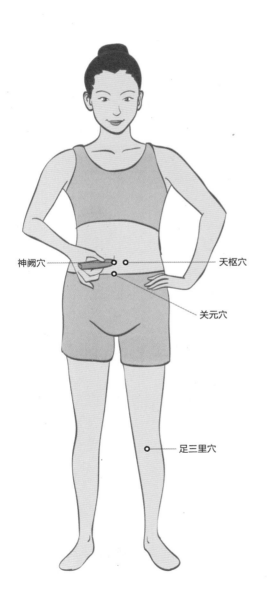

神阙穴 —
天枢穴
关元穴
足三里穴

步骤： 先腹部按摩，再拇指重点按摩神阙穴、关元穴、天枢穴、足三里穴，每穴5分钟左右。然后依次用艾条灸神阙穴、关元穴、天枢穴、足三里穴，每穴5~10分钟。

✿ 操作要领

▶① 按摩穴位的同时用酒精灯点燃艾条。

② 注意观察受灸者对温度的反应，并适时调整。

③ 注意随时清理艾条上的艾灰，以免掉落烫伤受灸者。

④ 手法上采用定点温灸、回旋灸、雀啄灸配合运用。

⑤ 每穴以皮肤红润为度。

补益气血的艾灸法

取穴精要：

气海穴： 在腹部，前正中线上，脐下1.5寸处。艾灸此穴能温阳益气、扶正固本、培元补虚。

关元穴： 在腹部，前正中线上，脐下3寸处。艾灸此穴能益肾兴阳、阳气充足，则能化解寒湿。

神阙穴： 在腹部，前正中线上，肚脐凹陷处。艾灸此穴对提升体内阳气有非常好的效果，体内阳气生发，气血充足则手脚温暖。

肾俞穴： 在背部，第二腰椎棘突下，两侧旁开1.5寸处。艾灸此穴能补肾益精，肾精充足则血液生化有源。

足三里穴： 小腿前外侧，犊鼻下（膝盖骨下缘）3寸，距胫骨前缘约一横指处。此穴是人体重要强壮穴位之一，艾灸此穴能补养一身气血。

涌泉穴： 位于足底，第二、三跖趾缝纹头端与足跟连线的前1/3处。艾灸此穴能促进肾经经气的生发，提升体内气血运行能力。

取穴技巧

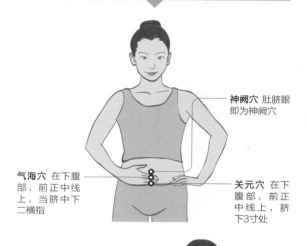

神阙穴 肚脐眼即为神阙穴

气海穴 在下腹部，前正中线上，当脐中下二横指

关元穴 在下腹部，前正中线上，脐下3寸处

肾俞穴 双手放在腰侧髂骨上，四指朝前，拇指朝后，两拇指触碰到的位置即第四腰椎骨，往上三横指处是第二腰椎骨，在第二腰椎棘突下再旁开两个横指的位置即是肾俞穴

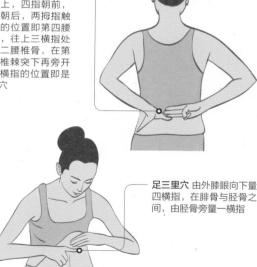

足三里穴 由外膝眼向下量四横指，在腓骨与胫骨之间，由胫骨旁量一横指

涌泉穴 足底，脚掌下，第二、三跖趾缝纹头端与足跟连线的前1/3处

疗法：有烟艾条灸

疗效指数：★★★★☆ 环保指数：★★★☆☆
便利指数：★★★☆☆ 安全指数：★★★★☆

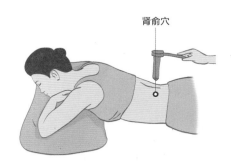

肾俞穴

步骤①： 先腰部按揉，然后拇指重点按摩肾俞穴、涌泉穴，左右各一，按摩3分钟左右。之后以艾条灸肾俞穴、涌泉穴，左右各10分钟。

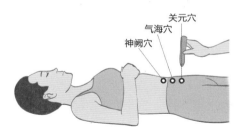

关元穴
气海穴
神阙穴

步骤②： 拇指点揉气海穴、关元穴、足三里穴，每穴约3分钟；掌心按揉神阙穴，左右旋揉3分钟。之后以艾条逐次温灸以上穴位，每穴5~10分钟。

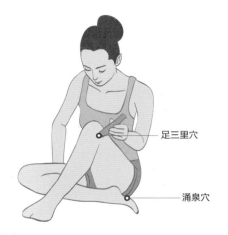

足三里穴

涌泉穴

❀ 操作要领

▶① 按摩穴位的同时用酒精灯点燃艾条。

② 注意观察受灸者对温度的反应，并适时调整。

③ 注意随时清理艾条上的艾灰，以免掉落烫伤受灸者。

④ 手法上采用定点温灸、回旋灸、雀啄灸配合运用。

⑤ 每穴以皮肤红润为度。

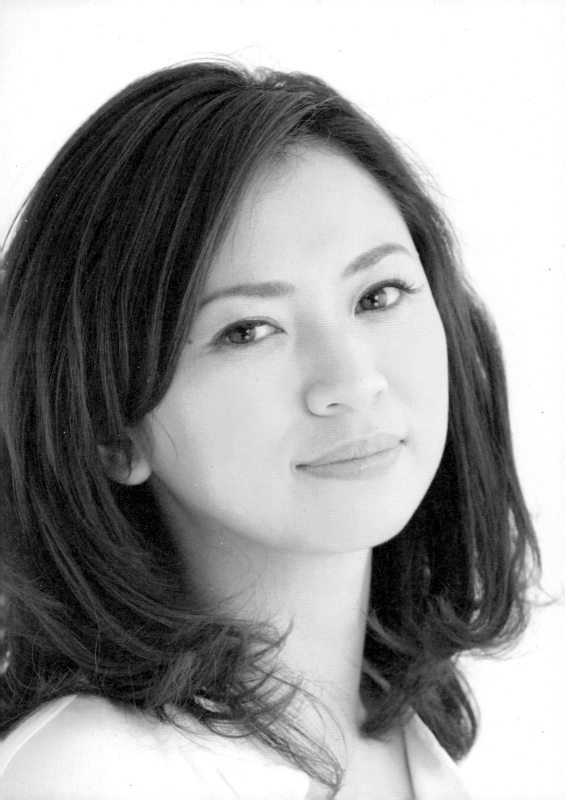

第八章

轻松化解

更年期症状

终于和传说中洪水猛兽般的"更年期"打了个照面，
发现它的破坏力果然不容小觑：
潮热出汗、头晕目眩、头痛耳鸣、情绪多变；
失眠健忘、心悸心慌、水肿肥胖、骨质疏松……
怎么办？你会听之任之，任凭它折磨自己吗？
不用紧张，无须惊慌，
静下心来，试着接纳它、化解它、战胜它！
走过去，前面就是另一个春天！

一、更年期的自我检测

由于每个人的身体素质不同，受遗传基因的影响不同，更年期的来临时间也因人而异，对照下面的女性更年期自我检测表，你就会知道自己离更年期究竟有多远了。

将表中每一项症状所对应的分数相加，得出总分，如果不到7分，可能是其他原因引起的身体不适；如果总分7分或者7分以上，说明你已经到了更年期；如果得分在9分以上，你可能患上了更年期综合征，应尽快到医院做一个全面的医疗检查，以确保身体各项功能的正常。

女性更年期自我检测表

症状	0分	1分	2分	3分
盗热出汗	□无	□每日发生3次	□每日发生4~9次	□每日发生10次以上
感觉障碍	□无	□有，与天气有关	□常有冷、热、痛、麻木	□冷、热、痛感丧失
失眠	□无	□偶尔发生	□经常发生但服安眠药有效	□因失眠影响工作服安眠药无效
易激动	□无	□偶尔发生	□经常发生而自己还不察觉	□明知道自己易激动但不能自控
抑郁多疑	□无	□偶尔发生	□经常发生但不能自控	□因抑郁多疑而失去生活信念
眩晕	□无	□偶尔发生	□经常发生但不影响生活	□因眩晕而影响生活
疲乏	□无	□偶尔发生	□上四楼感觉困难	□因疲乏使日常生活受限
骨关节疼痛	□无	□偶尔发生	□经常疼痛但不影响功能	□因疼痛形成功能障碍
头痛	□无	□偶尔发生	□经常发生但能忍受	□头痛时不服药不能忍受
心悸	□无	□偶尔发生	□经常发生但不影响生活	□心悸达到必须治疗的程度
皮肤瘙痒	□无	□偶尔发生	□经常有但能忍受	□瘙痒到必须治疗的程度
尿路感染	□无	□偶尔发生	□每年3次以下感染，但能自愈	□每年3次以上，必须药物治愈
月经不调	□无	□偶尔发生	□经常有但能忍受	□已经到必须吃药治疗的程度
性生活	□无	□性欲下降	□性生活困难	□性欲丧失

二、正确认识并调节自己的情绪

吴女士在49岁之前一直是个温柔贤惠的女人，当年老公就是臣服在她的"轻声细语""润物细无声"之中。哪知道最近半年来，吴女士突然像变了一个人似的，变得闷闷不乐、长吁短叹、喜怒无常，儿子嗑瓜子也要骂一顿，老公喝汤声音大些也要吵一架，总之有点不顺心就要大发雷霆，摔碗砸碟，原本温馨的家庭氛围现在变得无比压抑，老公和儿子战战兢兢，如履薄冰。

为什么会易惊易怒

更年期是一个过渡时期，身体各器官功能正发生着改变，特别是内分泌系统的功能在逐渐地衰老和退化，身体容易产生不适感，精力减退，记忆力下降，女性为自己的健康而担忧，势必会在精神上造成紧张和压力。

另外，此时子女一般都已长大成人，逐渐脱离了父母的呵护，父母会有一种失落感，同时又要为儿女的工作、婚姻等问题担忧，也会在精神上造成紧张和压力。这些心理、社会因素，加上因更年期造成的神经系统功能脆弱和不稳定，导致女性对外界不良因素的敏感性增加，适应能力下降，就容易激发更年期易惊易怒。

学会掌控自己的情绪

更年期易怒虽然是由于生理变化所致，但发病率高低和个人经历及心理负担有直接关系。因此，心理调适十分重要。这个时候的女性遇到问题不要急躁，要学会自我调理，放松心情，减轻压力。

♥ 正确认识更年期易怒

更年期是一种正常的生理现象，是每一个人都会经历的，属于人生必经的阶段，并不是生病。只要采取正确的防治保健措施，仍可从容而健康地度过更年期。

♥ 定期做健康检查

定期全面体检的目的是防治雌激素缺乏和衰老性疾病，在全面体检的基础上，遵照个体化原则制定恰当的激素替代治疗方案以保证治疗的全面性。

♥ 劳逸结合

避免过度疲劳，保证足够的睡眠，维持精神心理平衡；饮食以清淡而有营养为主，增加水果及蔬菜的摄入，平时多吃含钙的食物；忌酒、戒烟，控制咖啡量，多饮水，保证大小便通畅。

♥ 多运动

多参加体育运动和一些有益的社会活动，拓展社交面。运动方式和运动量依个人体力而定，可采用安全的力量性和柔软性相结合的运动方式，如短距离慢跑、健身操等，改善器官功能，维持正常的肌肉、关节、骨骼功能，增强肌力，促进新陈代谢，提高思维能力。

♥ 家人关爱

更年期女性情绪变化较大，容易急躁发怒或抑郁猜疑，家人要多些关爱，给予精神安慰和思想开导等，多分担一些责任。

三、心慌气短的应对法宝

雷女士45岁，最近一段时间总是觉得心慌气短，心理惴惴不安。有一次电梯坏了，爬楼梯回去，她就觉着心脏要爆炸了似的，手不停地抖。晚上也睡不好，老做梦，一惊一乍的。去医院看，医生说是中年女性常见的心悸症状。

为什么会心慌气短

心慌气急、易激动甚至狂躁，会因一件小事与同事或家人争吵，总是摆出一副"不高兴"的样子，有时很难控制自己的情绪；夜间睡觉时会因为胸闷而被憋醒，总有种想要大骂发泄的冲动……你得小心这些突然爆发的情绪，如果置之不理，你的坏情绪会日益加剧。

心悸也是更年期一种常见的症状，是由于体内雌激素分泌急剧减少造成的。垂体促性腺激素水平升高，自主神经系统从平衡状态进入失衡状态，便会导致轻重不等的心悸，如短暂血压上升、心前区或不固定位置的刺痛等，有时甚至呼吸不畅、大口喘气等，多数人能自行恢复，但有的人会感到心慌、恶心、胃部难受，由此而导致焦虑、恐慌、情绪不佳等精神症状，而精神的恐慌、焦虑反过来又会加重心慌心悸的症状，严重时会类似于心绞痛发作。

应对心悸的生活小诀窍

聪明的女人纵使不能事事料得先机，至少也要懂得"亡羊补牢，为时不晚"的道理。与其担心、害怕，甚至畏惧，不如从点滴做起，从生活的细节中一点点修缮你和心脏的关系。如果经过确诊，胸闷和心悸不是由心脏病引起的，参照这些生活小诀窍，就能有效减少胸闷和心悸的发生概率。

多吃养心的食物

大豆所含有的植物性激素有解除心悸症状的作用，山药含有激素的前驱物，牛蒡有促进激素分泌的功能，蜂王浆能为人体提供天然的激素，这些食材都有助于缓解更年期心悸症状。

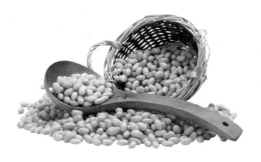

适当锻炼，注意休息

适当参加体育锻炼，如散步、太极拳、体操、瑜伽等，注意预防感冒，放松身心，舒缓压力，也可辅助改善心悸症状。还要注意休息，少房事，房事过多会伤肾，使身体虚弱，加重病情。

避免刺激性食物

辛辣刺激的调料和食物，如辣椒、胡椒、芥末、韭菜等，含有咖啡因的食物、饮品，如咖啡、浓茶等，会刺激大脑皮质引起兴奋，加重心悸的症状，应该尽量避免。酒精和尼古丁也会造成心血管和精神方面的异常变化，因此更年期女性不宜饮酒、吸烟。

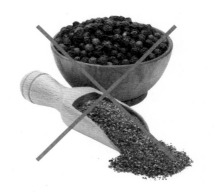

保持乐观心态

平时生活中注意调节情志，防止喜怒等七情过极，保持乐观，情绪稳定，坚定信心，避免惊恐刺激及忧思恼怒等。

四、打退潮热盗汗侵袭

邱女士在一家国有企业上班，几十年来一直兢兢业业，口碑很好。最近却由于精神不振，工作出了差错差点被开除。

原来，最近也不知道怎么的，邱女士总是体力不济、无精打采的，晚上睡不好觉，而且会出很多汗，早上睡醒枕头都被汗水浸湿

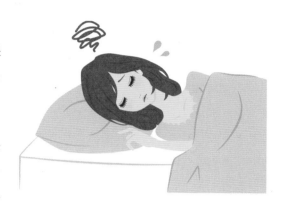

了。白天瞌睡不断，而且一到下午就跟发热了一样，头晕口渴，满脸通红的。虽然已经尽力提起精神，工作还是耽误了。

让人难受的潮热盗汗

似乎"轰"的一下，热量就炸满了全身，体温莫名其妙地骤升，感觉一股热浪从胸口向脖子、脸部急速蔓延扩散，整个脸或是整个身体瞬间变红。手脚发热、心跳加速、身体发烫、虚汗连连，1~2分钟后身体又开始大量散热，有些人甚至会冷得发抖，就好像洗了一次热水、冷水交替的澡一样。忽冷忽热，真是难受……这种感受，你经历过吗？

潮热盗汗是更年期综合征中的一种常见症状，大部分人经过更年期的时候都会发生。之所以会出现潮热盗汗，是因为更年期女性体内的雌激素含量急剧下降，身体的自律神经处于不稳定的状态，血管会突然收缩或扩张，于是出现发热、盗汗的不适症状。通常这种状况会持续1~2分钟，每天发作多次，80%的人持续1年以上，甚至有些人能维持到绝经后5年左右。一般在绝经前及早期较严重，时间渐长，发作频率及强度亦渐渐减弱，最后自然消失。

生活中解决潮热的妙招

潮热好比六月的雨，总搞突然袭击。诱因不定，间歇性、无规律发作，令人防不胜防。试着在日常生活中，对饮食、环境和情绪等方面的变化时刻留心，努力搜寻引发潮热的诱因，找出对症克"敌"的方法，自我解"潮"。

心理方面

女性要从心理上正确认识潮热盗汗，它是更年期的常见现象，并不是身体出了问题。当潮热盗汗发作时，可做做深呼吸，慢慢把气吸进腹部，再缓缓吐出，尽力地排尽肺中的气体，扩张膈肌，保持情绪稳定，减轻潮热盗汗的症状。

运动方面

注意自我养护，加强必要的体育锻炼，促进血液循环，改善心肺、大脑功能，加快新陈代谢，使身体更加健康。

着装方面

平时最好穿宽松、吸汗、透气性好的棉麻质地衣服，避免穿紧身衣及皮革质地的衣服；可以随时准备一些小东西以备不时之需，如小折扇和小毛巾等，随时扇风减轻闷热感，尤其在公众场合，可避免突然"汗流浃背"的尴尬。

饮食方面

限制糖、动物脂肪、胆固醇和盐的摄入，补充优质蛋白质、维生素、微量元素和纤维素，以维持人体的正常代谢；禁食辛辣动火食物，切勿饮酒，多食一些育阴清热的新鲜水果、蔬菜等。

生活细节方面

被褥、铺板、睡衣等应经常拆洗或晾晒，以保持干燥。应经常洗澡，以减少汗液对皮肤的刺激。

五、不要失眠，让身体"充满电"

进入更年期，不少女性会发现，一觉睡到天亮的日子好像离自己越来越远了。这是因为，到了更年期，女性卵巢雌激素分泌会大量减少，垂体促性腺激素增多，造成神经内分泌失调、自主神经系统功能紊乱，再加上一些心理因素，致使出现入睡困难、多梦易醒、醒后有疲劳感等失眠的症状。

失去美好睡眠，你开始发现，容貌立刻受到影响。女性的美貌和睡眠息息相关，因为睡眠时体内的生长激素会加速分泌，增强皮肤生成胶原蛋白和角质蛋白的能力，有助于延缓肌肤衰老。如果睡眠不佳，相当于每天身体"充电"都处于半饱状态，久而久之，会给身体带来各种"衰老貌"。

生活中简易的催眠术

入睡前播放催眠音乐

很多时候睡不着觉是因为放松不下来。聆听合适的音乐可以帮我们舒缓心灵，慢慢地平静下来。现在有很多专门用来减压或助眠的音乐，可以让身体渐渐安静下来，并让乐声成为酣畅睡眠的前奏曲。同时，在睡前两小时，关闭大灯换小灯，专家认为，培养身体对光线刺激的反应可以帮助顺利入睡。

温水泡澡放松身体

沐浴是一种屡试不爽的放松法。所以水疗自古就被人们所推崇，并能在各种不同的文化背景中开花。神经和身体都在紧绷状态下的你，可以通过沐浴卸下一身的疲惫和烦恼，当水滴落在皮肤上时，就是你在内心"允许"自己开始进入睡眠准备阶段的仪式。因为这类似于一个自我按摩的过程，被温水关照过的身体因此更加放松、自然。

难以入睡，用瑜伽来催眠

✻ 方法一：腹式呼吸，吸气的时候腹部隆起，呼气时腹部收缩。闭上眼睛，闭上嘴巴，完全用鼻子呼吸。吸气时，心里默默从1数到7，直到空气充满整个腹腔和胸腔。呼气的时候，从7数到1，直到把所有的气都呼出去。只要数字不间断，你的杂念就插不进来。然后头脑中就只有七个数字，身体放松了，睡意就渐渐地爬上来了。

✻ 方法二：播放舒缓的音乐让自己放松，心情平缓。自由冥想10分钟（如海洋、沙滩、天空、草原），做全身放松，然后用一根绳吊着一个圆形的饰品，让它像钟摆一样摇晃。眼睛跟随它的摇晃，慢慢地感觉眼睛很累，直到眼皮下垂。

促眠食物大放送

✻ 香蕉：有安眠水果的美称。除了能平稳血清素和褪黑素外，还含有能够让肌肉放松的镁元素。

✻ 菊花茶：之所以被归为就寝前适宜的饮品，是因为它具有适度的镇静功效，对无法放松的神经或身体来说，是完美的天然安慰剂。

✻ 温牛奶：牛奶中含有一些色氨酸和钙，钙有利于大脑充分利用色氨酸。而且它能让人产生重返幼年的感觉。对婴儿来说，温暖的瓶子就意味着"放松，一切都很好"。

六、警惕骨质疏松

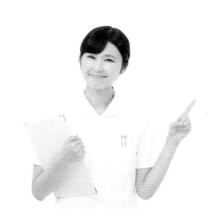

我们在与更年期的战役中，丧失的不仅有脸面问题，还有骨头问题。女性35岁时骨量达到高峰，进入更年期，骨量会快速流失，这同体内雌激素减少有关。在更年期，因雌激素和孕激素急剧下降，甲状旁腺素的促骨骼排钙作用相对增强，人体大量骨钙分解入血，再从尿中排出，造成女性骨质疏松。

骨质疏松症是"静悄悄的流行病"，大多数病人被"偷走"骨健康还不知道。骨质疏松症会带来很多不便和痛苦，一旦骨折还可危及生命。因此，步入中年的女性，尤其是更年期后女性，更是骨质疏松症的高危人群。

骨质疏松早期无明显症状，骨量在无声无息中丢失。如果出现疼痛，比如胸部和下腰段疼痛，并伴有关节酸痛、四肢酸麻、两膝酸软无力等症状时，要及时做骨密度检查。

疼痛

女性最常见的是腰酸背疼，其次是肩背部、颈部和脚踝部疼痛，这种疼痛大多没有具体原因，时好时坏。

骨骼变形

可能会出现弯腰驼背和身体变矮等现象。

频繁抽筋

经常抽筋表明人体对钙、磷的调节能力下降。

骨折

骨折一般认为是摔伤造成的，但事实上跌倒仅是诱因，而骨质疏松才是真正的原因。

骨质疏松要提前预防

资料表明，全国每年有3万人股骨骨折，主要就是骨质疏松症所致。女性，尤其是停经后的女性比男性更易发生骨质疏松。这就是说，不要等到老了之后才去预防骨质疏松，40岁左右的女性就需要注意预防骨质疏松了。

♥ 注意补钙

钙是人体骨骼的重要组成成分，钙质主要来源于食物，比如豆类、鱼虾类、干果类、海带、木耳、香菇、芝麻酱以及许多绿色蔬菜等都是钙的良好来源。市场上有大量的钙剂出售，如碳酸钙、枸橼酸钙等，女性朋友可以有选择地使用。

♥ 补充维生素D

维生素D可促进钙的吸收，有利于钙的骨化。常人每日约需400国际单位的维生素D（相当于100毫升牛奶或每周30～60分钟的日光浴），因此建议女性朋友每天晒太阳10分钟，步行20分钟。

♥ 补充雌激素

雌激素水平下降，造成骨量流失，使骨骼开始变脆，雌激素替代疗法能减缓骨量流失，降低骨折发生率。对已有典型骨质疏松者，需在医师指导下使用雌激素替代方法。

♥ 均衡饮食多运动

积极锻炼身体，维持适量的有氧运动，如散步、登山、步行、游泳等都是很好的运动；避免过度吸烟、饮酒，避免服用过多的咖啡因；合理膳食，少吃糖及盐等。

♥ 定期检测骨密度

对于骨质疏松的高危人群，如有遗传基因者、过于消瘦者、绝经年龄过早者、嗜好烟酒者、患有内分泌疾病以及长期服用皮质激素者，要早期防治，定期检测骨密度，如果骨量快速减少，应及早采取防治对策。

七、天然食物缓解更年期症状

针对更年期的种种症状，这里推荐了多个食疗方，操作简单，天然营养，希望有需要的女性朋友能从中受益，安然度过更年期，拥有好气色、好心情、好生活。

解决潮热盗汗的食疗方

浮小麦甘草饮

浮小麦100克，炙甘草10克，红枣15克。将炙甘草、浮小麦分别用清水稍微清洗一下，放入锅中，加水适量，以大火煮沸，转小火煎煮，再放入洗净的红枣同煮20分钟即可食用。每天早、晚各空腹食1碗，7天为1个疗程。此方能安神敛汗，适用于更年期综合征。

当归六黄汤

当归9克，黄芪20克，黄芩9克，黄檗9克，黄连5克，生地黄9克，熟地黄9克。上药水煎20分钟，早、晚分2次服，每日1剂。此方具有养血清热、敛阴、止汗功效。

党参黑豆浮小麦汤

党参10克，黑豆20克，浮小麦20克。将上三味洗净，党参切片，一同入砂锅，加入适量冷水煮汤，代茶饮。此方有安神益智、滋补脏腑的功效。

养心安神的食疗方

龙眼红枣粥

糯米50克，龙眼肉50克，红枣10枚，加水共煨粥。日服2次，连服10天即见效。**此方可静心、疏通经脉，减缓肌肉麻痹等症状。**

马蹄海蜇汤

马蹄60~120克，海蜇50~100克。煮汤，分2次饮用。此方有清热化痰之功，适宜痰火上扰型心悸之人服食。

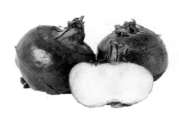

百合饮

新百合50~60克（或干百合30克）。煎水后加入适量冰糖食用。**此方适宜心气不足型或阴虚火旺型心悸，包括体质虚弱、妇女更年期以及神经官能症所致的心悸之人服食。**

莲子龙眼粥

莲子粉50克，龙眼肉30克，粳米50~100克。煮成稀粥，然后加入冰糖适量，临睡前服食1小碗。或用干莲肉50克，龙眼肉30克，冰糖少许，一同煎服。**此方适宜心血不足型心悸者食用。**

骨皮丹皮汤

地骨皮10克，牡丹皮3克。沸水冲泡，闷约15分钟饮用。**此方凉血除蒸、清肺降火、安神养心。**

缓解易怒不安的食疗方

人参猪腰汤

人参25克，当归20克，猪腰2具，生姜、葱、盐、味精各适量。将人参洗净，切片；当归洗净，切1厘米小节；猪腰洗净切小颗粒。将人参、当归、猪腰放入砂锅内，锅内加入生姜、葱、盐，加水适量。将砂锅置武火上烧沸，移文火上炖1小时即成。食用时，可加味精调味。每天1剂，连服7天。此方补益心肾，对更年期易怒不安有功效。

合欢花粥

合欢花（干品）30克，粳米50克，红糖适量。将合欢花、粳米、红糖同放入锅中，加水500毫升，用文火煮至粥熟即可。每晚睡前1小时空腹温热食用。**本方能安神解郁、活血悦颜、利水消肿，适用于更年期易怒忧郁、虚烦不安、健忘失眠等症。**

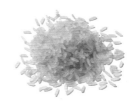

百合枣仁汤

鲜百合50克，酸枣仁15克。将酸枣仁洗净，放入锅中，加水适量，以大火煮沸，转小火水煎，去渣取汁；将鲜百合洗净，放入药汁中同煎15分钟即可饮用。每天1剂，食百合饮汤。**此方适用于肝气郁结型更年期心烦、失眠等症。**

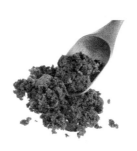

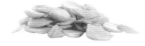

补钙防疏松的食疗方

芝麻核桃仁

黑芝麻250克，核桃仁250克，白砂糖50克。将黑芝麻拣去杂质，晒干、炒熟，与核桃仁同研为细末，加入白糖，拌匀后装瓶备用。每天2次，每次2.5克，温开水调服。可长期服用。**此方能滋补肾阴，抗骨质疏松。**

黄豆芽炖排骨

黄豆芽、排骨各500克，生姜2片，黄酒15毫升，盐、味精、胡椒粉各适量。排骨洗净，切成段，放入高压锅中，放入生姜，加适量清水炖成排骨汤备用。黄豆芽去根洗净，切成两段，倒入砂锅，大火翻炒，加入排骨汤、黄酒，小火炖30分钟，放入盐、味精、胡椒粉调味即可。**此方可补充人体钙质，对预防和缓解骨质疏松有一定的作用，可常食。**

排骨海带汤

排骨1000克，海带150克，白糖、姜片、葱段、胡椒粉、味精、盐、料酒、香油、鲜汤各适量。排骨剁成3厘米长的段，海带切菱形片。排骨入沸水锅中略汆后捞出。锅内加鲜汤、料酒、葱段、姜片，下入排骨，用中火烧开，下入海带、盐、白糖，用小火炖至排骨熟烂，然后加味精、香油，出锅装汤碗即可食用。**此方可补钙、强筋健骨，用于防治骨质疏松。**

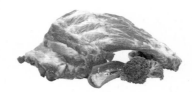

八、与艾灸为友，解决更年期烦恼

疲劳、焦虑、腰酸背痛……让很多女性不胜烦恼。不妨静下心来，与艾灸为友，在一缕缕艾香中悄悄解决这些烦恼，将岁月变成我们的情人。

宁心静气的艾灸法

取穴精要：

百会穴： 在头顶部，正中线上，两耳尖连线中点，或前发际中直上5寸处。艾灸此穴能升清阳，举下陷，温阳化气，安神宁心。

膻中穴： 在胸部，两乳头连线中点处。艾灸此穴能调理一身气机，平心静气。

章门穴： 人体的侧腹部，当第十一肋游离端的下方。艾灸此穴对肝气郁结、肝炎等疾患，均有很好的治疗、调理作用。

太冲穴： 足背侧，当第一跖骨间隙的后方凹陷处。艾灸此穴有平肝、理气、通络的作用，能够帮助消除焦虑。

肝俞穴： 在背部，当第九胸椎棘突下，旁开1.5寸处。艾灸此穴能调肝顺气，补益气血，气血通畅自然不会焦虑躁动。

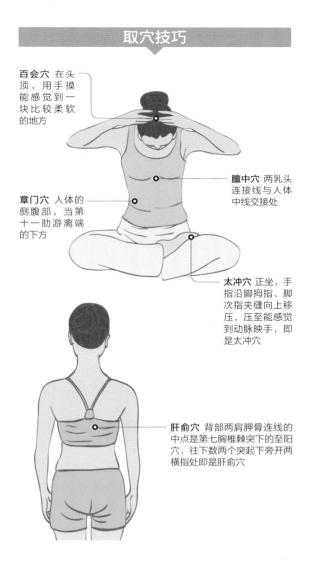

取穴技巧

百会穴 在头顶，用手摸能感觉到一块比较柔软的地方

膻中穴 两乳头连接线与人体中线交接处

章门穴 人体的侧腹部，当第十一肋游离端的下方

太冲穴 正坐，手指沿脚拇指、脚次指夹缝向上移压，压至能感觉到动脉映手，即是太冲穴

肝俞穴 背部两肩胛骨连线的中点是第七胸椎棘突下的至阳穴，往下数两个突起下旁开两横指处即是肝俞穴

灸法：有烟艾条灸

疗效指数：★★★★★ 环保指数：★★★☆☆
便利指数：★★★☆☆ 安全指数：★★★★☆

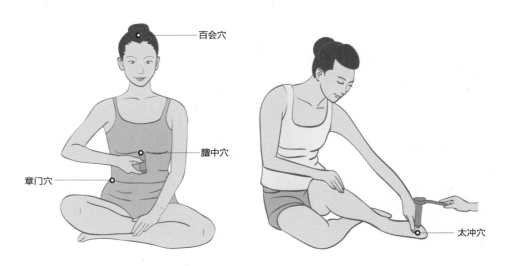

百会穴

膻中穴

章门穴

太冲穴

步骤①：拇指按摩百会穴、膻中穴、章门穴、太冲穴，每穴5分钟左右。

步骤②：之后依次用艾条灸百会穴、膻中穴、章门穴、太冲穴，每穴5~10分钟。

肝俞穴

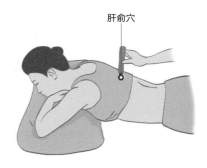

步骤③：俯卧位，拇指按摩肝俞穴5分钟左右。之后用艾条灸此穴5~10分钟。

操作要领

▶① 按摩穴位的同时用酒精灯点燃艾条。

② 注意观察受灸者对温度的反应，适时调整。

③ 注意随时清理艾条上的艾灰，以免掉落烫伤受灸者。

④ 手法上采用定点温灸、回旋灸、雀啄灸配合运用。

⑤ 每穴以灸至皮肤红润为度。

通经益肾的艾灸法

取穴精要：

肾俞穴： 在背部，第二腰椎棘突下，两侧旁开1.5寸处。艾灸此穴能调节肾脏功能，益肾助阳。

大肠俞穴： 在腰部，第四腰椎棘突下，旁开1.5寸处。艾灸此穴能理气降逆，调和肠胃，增强大肠的传导和排泄功能，还可以预防和治疗各种肠道疾病。

阿是穴： 按压痛点取穴。中医中有"以痛为输"的说法，艾灸此穴有很好的止痛效果和疏通经络的作用。

取穴技巧

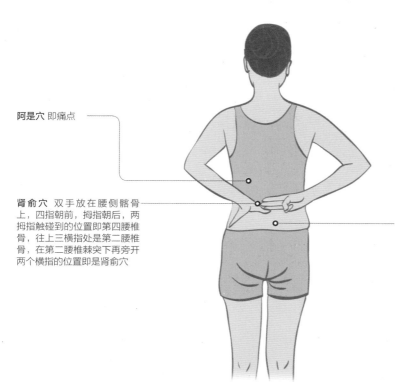

阿是穴 即痛点

肾俞穴 双手放在腰侧髂骨上，四指朝前，拇指朝后，两拇指触碰到的位置即第四腰椎骨，往上三横指处是第二腰椎骨，在第二腰椎棘突下再旁开两个横指的位置即是肾俞穴

大肠俞穴 俯卧位，在第四腰椎棘突下，腰阳关（督脉）旁开1.5寸处取穴，约与髂嵴高点相平

灸法：有烟艾条灸

疗效指数：★★★★★ 环保指数：★★★☆☆
便利指数：★★★☆☆ 安全指数：★★★★☆

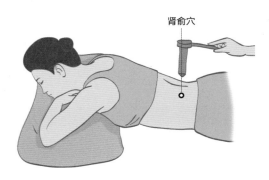

肾俞穴

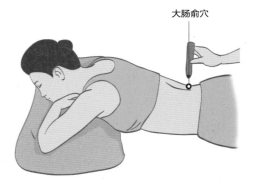

大肠俞穴

步骤①： 俯卧位，拇指按压肾俞穴、大肠俞穴，每穴5分钟。阿是穴痛点重点按摩10分钟。

步骤②： 以艾条温灸肾俞穴、大肠俞穴、阿是穴各10分钟。

 操作要领

▶① 按摩穴位的同时用酒精灯点燃艾条。

② 注意观察受灸者对温度的反应，并适时调整。

③ 注意随时清理艾条上的艾灰，以免掉落烫伤受灸者。

④ 手法上采用定点温灸、回旋灸、雀啄灸配合运用。

⑤ 每穴以灸至皮肤红润为度。

九、拥有瑜伽，健康常伴

　　走过了生命中最灿烂的青春年华，也早已享受过家庭、事业的种种喜怒哀乐，四十几岁是最稳定最智慧的年龄，该怎样度过？不要怕，更年期并不会带走我们更多，拥有瑜伽，健康、美丽、快乐就会一直常伴在身旁。

瑜伽攻略：坐山式

这个体式通过对脊椎的有效舒展，矫正脊椎的异常，放松紧张的背部肌肉，滋养中枢神经丛，进而起到减轻头痛、缓解眩晕的功效。双臂伸展的动作，再配合深长而均匀的呼吸，能疏通上半身的血液流通，也有助于安定神经。

最佳练习时间：
上午10点
最佳练习次数：2次
方便系数：★ ★ ★ ★ ★
呼吸方式：腹式呼吸
禁忌人群：患有腰背部疾病的人

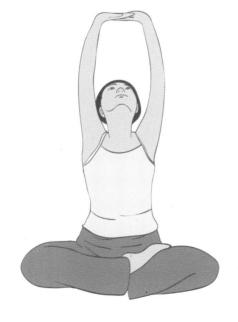

 练习要诀

▶ 在整个动作过程中，都要保持背部挺直，可以让呼吸更加顺畅；呼吸要深长缓慢，保持全身肌肉放松。

步骤①：坐在地上，弯曲右腿，将右脚放在左大腿根处，弯曲左腿，将左脚放在右大腿下，双手搭在双膝上，腰背挺直。

步骤②：吸气，十指于胸前交叉握拳。

步骤③：双臂高举过头顶，尽量向上伸展。

步骤④：双手手腕翻转，使双掌掌心朝上，头向后仰，双眼目视手背。

步骤⑤：呼气，低头，下巴触碰锁骨，保持背部挺直。保持数秒，身体还原至初始正坐姿势。

瑜伽攻略：灵活膝盖

这个体式通过顺时针或逆时针旋转小腿和脚踝，活动膝盖和脚踝关节，使这些关节更加灵活和柔韧，进而缓解因关节僵硬引起的疼痛。上下弹动小腿的动作，还能加快腿部血液循环、消除腿部肌肉紧张，进一步改善腿部关节的状态，减轻疼痛。

最佳练习时间：
下午3点、睡前1小时
最佳练习次数： 2~4次
方便系数： ★ ★ ★ ★ ★
呼吸方式： 腹式呼吸
禁忌人群： 膝盖关节或韧带有伤患的人

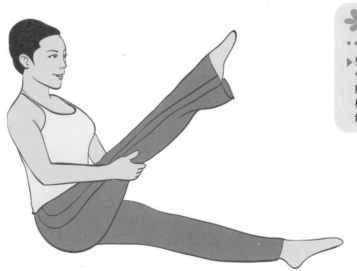

练习要诀

▶整个动作过程中要保持背部挺直，上下弹动小腿时保持小腿肌肉的放松，这样才是最有效的练习方式。

步骤①： 正坐，腰背挺直，双臂放在身体两侧，脚跟触地。

步骤②： 左腿向前伸直。双手交叉抱住右腿腘窝处，将右腿抬离地面，脚面绷直。

步骤③： 自然呼吸，顺时针或逆时针旋转小腿数圈。

步骤④： 右脚尖摆向左侧，绷紧脚背，顺时针或逆时针旋转脚踝数圈。

步骤⑤： 右腿还原至正中位置，上下弹动右小腿。弹动数次后，身体还原正坐，换另一条腿练习。

瑜伽攻略：全蝗虫式

这个体式帮助你放松脊椎、扩张胸部，缓解一天的紧张，使背部紧绷的肌肉放松，能有效消除疲劳。胸部打开，还能扩大肺活量，有利于调整呼吸、减慢心率，使你更快地达到睡眠状态。此外，上半身抬离地面的动作，还能刺激胃部，促进消化，减少"胃不和"对睡眠的侵扰。

最佳练习时间：
上午9点
最佳练习次数：2次
方便系数：★★★★
呼吸方式：腹式呼吸
禁忌人群：腰部有伤患的人

练习要诀

▶ 上半身抬离地面的高度不要太高，一切以感觉舒适为准；双脚始终保持触地，不要抬离地面。

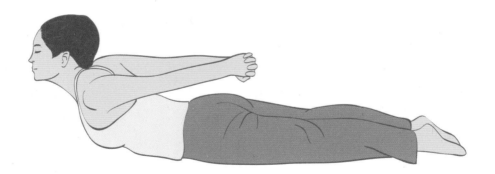

步骤①： 俯卧，下巴点地，双腿并拢，双臂放在身体两侧的地面上，掌心贴地。

步骤②： 双手于背后十指交叉握拳，放在臀部中间。

步骤③： 吸气，双臂带动上半身抬离地面，收缩腹肌。保持数秒，呼气还原。

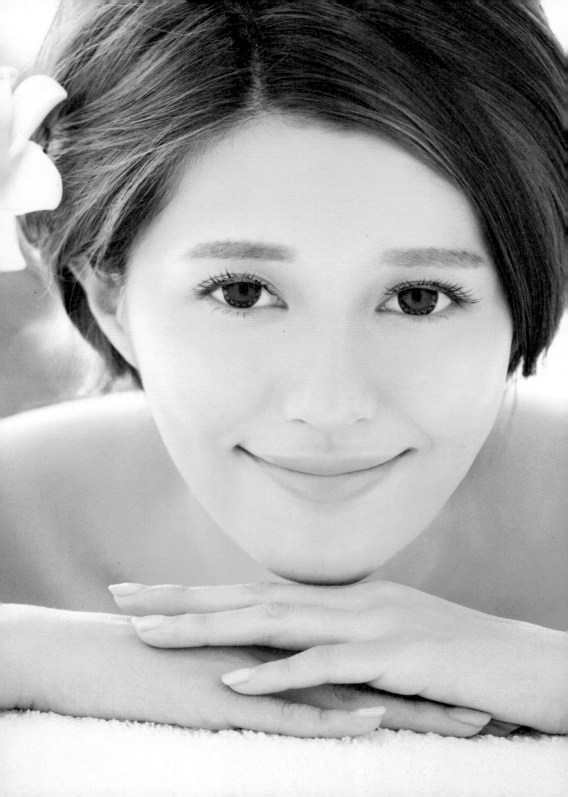

第九章

好心态

决定幸福人生

"花有失香，人有色衰"，
如果岁月之神不能对我们手下留情，
那么我们不仅需要精湛的保养术，
更需要智慧的人生哲学。
有什么样的心态，就有什么样的命运，
女人的魅力来自心灵力量，
保持优雅状态是我们最强大的武器。

一、女人心态好更年轻

　　女人的心态，犹如一条线，而她身上的优点，就像一颗颗珍珠。良好的心态会将珍珠穿成一串美丽的项链，让女人闪闪发光，幸福绚丽；而一条脆弱的线，会使珍珠散落在地，沾满尘埃，失去本身蕴藏的价值。

　　生活本是一样的，蕴含着酸甜苦辣，但有的女人积极热情，有的女人消极冷淡，有的女人信心百倍，有的女人愁容满面。人与人之间微小的心态差异，导致了对生活截然相反的感受。心态使女人分离出了悲与苦，甘与乐：心态健康的女人，在品尝生活的苦楚时也能领略到幸福的滋味；而心态悲观的女人，即使有幸福的生活也总会感受着苦楚！

良好的心态是幸福法宝

　　女人的幸福在于自己心中的体会和感受，一个不会经营自己幸福的女人，问题不在别人，而在于她的心态。良好的心态是女人幸福一生的法宝，拥有好心态的女人不抱怨生活，而是选择用乐观积极的态度来面对生活。

* 心态好的女人可以使生理功能处于最佳状态，心态不好则会降低或破坏某种功能引发各种疾病。"心不爽，则气不顺，气不顺，则病生"，说明了这个道理。

* 心态好的女人心境单纯、想法单纯、生活单纯、过程单纯。她们努力保持着一颗平常心，在宁静、祥和、平淡、闲适的生活中保持着一份优雅，随遇而安，与世无争。她们的脸上看不到岁月的沧桑，看不到年轮划过的痕迹。

* 心态好的女人对所有的事物都充满了好奇心和新鲜感，她们始终以坦诚的态度待人，以饱满的精神做事，始终满怀自信，开开心心，自自在在，从来不拿别人的错误来惩罚自己，面对人生的风风雨雨，她们坦然面对，伸缩自如。

* 女人阳光般的心态，能帮助自己减轻痛苦和哀愁，学会平静地接受现实，告诉自己顺其自然，坦然面对厄运，积极看待人生，凡事都往好处想。把生活中遭

遇的一次次不幸都看成是一次次的巧遇，把一次次挫折当成上天对自己的一次次考验，心平气和地接受命运的挑战，不怨天尤人，不自暴自弃，接纳所有的不幸，期盼生活的彩虹。这样的女人善交益友、乐交净友、不交损友。这样的女人懂得"忍让之道，为而不争才是大争"的深刻道理。

✱ 心态好的女人言谈举止优雅，梳妆打扮得体，更知道如何爱自己。她们既不浓妆艳抹，也不素面朝天，浑身散发出迷人的味道。成熟自有成熟的美，不老的女人身上所散发出来的美是需要岁月沉淀的。

　　人的一生有太多的酸甜苦辣咸，女人的生活到底是沉重的还是轻松的，关键还是看你以怎样的心态来看待。你以高兴的心情看待人生，人生回报你的也将是一片阳光。但如果你以阴郁的心情去体味人生，它必然给你一个阴雨连连。幸福的女人要给予自己心灵更多的滋养，以阳光般的心态让幸福照耀一生。

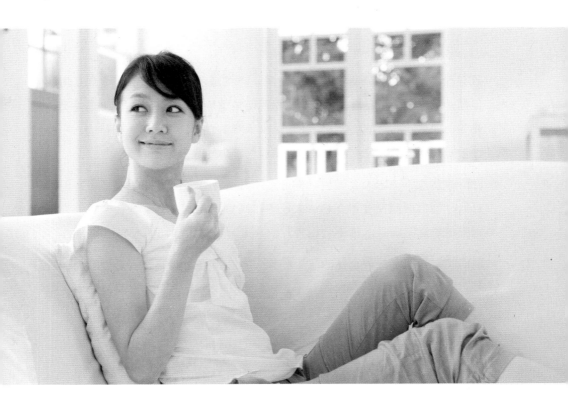

二、自信，做最好的自己

　　杨澜是当今世界上最出色的女性之一，她美丽、聪慧、优雅、知性，实现了许多人一生都无法实现的人生梦想：考上了好大学，找到了好工作，嫁给了好丈夫，生了好儿女，开创了好事业……

　　任何时候，杨澜都是自信的，给我们展现的始终都是一张自信的美丽笑脸。正是这种自信，使她在人生每个重要的关头，都能大胆出新，赢得人生的胜局。她坚信韦尔奇的一句话："命运是不可以设定的，但是你可以管理。"凭着这份执着和坚韧，再加上自信，杨澜成功了，她给世界一个又一个的精彩，给世人一个又一个的奇迹。其实，我们每一个人也都会拥有属于杨澜的那份美丽和那份成功，只要你自信，只要你相信自己一定可以，那你就一定可以。

自信的女人最美丽

　　在这个充满物欲和浮躁气息的社会里，自信成了一种奢侈品，尤其是对于女人。但是，你一定要学会自信，因为它是阴暗角落里的一丝阳光，代表着希望；它是阳光下一棵茁壮的幼苗，代表着生命。女人拥有自信，便多了一份魅力、一份成熟、一份坚韧、一份优雅。要相信，拥有自信，你才是最美丽的女人！

* 自信的女人不一定天姿国色，不一定闭月羞花，甚至可能相貌平平，但因为自信，她们瞬间便变得光彩耀人、淡雅高贵。无论在哪个场合，她们都是最耀眼的焦点，而且永远不会因为容颜衰老、身材走样而失去自己的魅力。

* 自信的女人拥有一种别样的气质和吸引力。不管她们的外表是否漂亮、身材是否完美，只要自信，就拥有了美丽。如果没有自信，女人就算外表再美，也会失去她们应有的动人心魄的一面，而变得黯淡起来。

* 自信的女人，面对家庭、事业、交际等的挫折打击，总能淡定、执着地去面对，一举手、一投足间，便能使事情向着有利于她们的方向转去。

＊ 自信的女人，走路昂首阔步，表情沉着淡定，坐在大排档跟坐在餐厅是一样的优雅而风采不减，微笑的魅力使她们吸引所有人的视线。

自信地做人生女王

如果你想做个美丽女人，就请昂起你自信的头颅吧！让自信的微笑时常挂在你的嘴角，相信无论何时何地，你都会成为最美丽动人的女子，成为生活的主角。

了解自己的优点与长处

没有哪个女人是十全十美的，但是每个女人都有属于她自己的闪光点。一个长相平凡的女子，也许她不够妖娆，不够娇媚，但是她可能是兰心蕙质，拥有善良与体贴的美好品质，这些已经足够使她拥有别人的赞扬与喜爱。

提高修养

这里所说的自信并不是盲目的自信，而是建立在对自身优点明确认识的基础上。如果你觉得自己并没有特别的优点，那么你唯一的办法就是提高你自己的修养，让你的自信有一个强大的后盾。

释放最好的自己

每个女人内心都藏着一个完美的女人形象，我们要做的就是把她唤出来，来到我们的生活中。如果你的内心温柔敏感，那就让你的温柔敏感呈现在人们的面前，让大家去理解它、欣赏它；如果你的内心热情豪爽，就不要用淑女的框子束缚了你自己，压抑了那个自由的你。只有将你本来的美好呈现在人们的面前才是最自然最美丽的，也只有这样你才是最有魅力的女人，赢取更高的回头率。

三、优雅淡定，滋养自己的心灵

这一切都是从什么时候开始的呢？我们在人前大叫"亲爱的"，背后却悄声数落对方的不是；我们经常对待下属苛刻而严格，让人觉得自己是个不好相处的"巫婆"；有时候一点小事就能引发你的歇斯底里，有时候一丁点的怒火就能燃烧成燎原之势……我们总是想修炼成优雅淡定的女神，可是，一点点的不愉快就能让你的从容溃不成军。

愤怒时，最好的方法是做些与愤怒气氛完全不相匹配的事情，比如去看一场喜剧片，读一本小说，和亲近的朋友谈笑风生，或者让自己安静下来听一首喜欢的曲子……当怒气慢慢消退，你重新享受平和心情的时候，也就学会了如何用自己的方式去处理过激的情绪。

最好不要用剧烈运动的方式来舒缓愤怒，这容易使身体和情绪亢奋，从而更加激发愤怒。但舒缓的运动，如瑜伽、太极拳和其他身体舒展运动，不但适宜分散愤怒，更会引导着平和、知足的思想，让人更关注和珍惜内心平静的禅意境界。

从现在开始，少计较一点得失，多让自己微笑吧！同时，注意自己的肢体语言，亲切的微笑、得体的手势更容易让你具有亲和力哦。让我们用心态来定格年轻吧！每天都坚持将快乐和悲伤的奇遇用日记记录下来，直到变成一个优雅的老人，你仍然会保持着少女般纯净的心。这样的成熟女人，即使到80岁，也依然是散发魅力光芒的。

修剪生活，滋养心灵

在这个快节奏的社会，谁都会有压力、迷茫与不自信，当你感到沮丧和低落的时候，关上那扇让你看到失败和不如意的窗户，试着去想一些积极和正面的事情，在自己的脑海中寻找积极快乐的风景。或者读一本好的心理自助书，也许会让你豁然开朗，觉得更有力量，更有希望。

❤ 预留一个人的时光

要做的事情再多，依然可以为心灵辟出这样的时间。如果有 10 分钟，那就走下楼，仰头看看树叶间漏下的阳光；如果有 5 分钟，那就泡一杯香茶，闭上眼睛去嗅嗅清雅；如果只有 1 分钟，那就将视线从电脑屏幕移开，将手里厚厚的文件放到一边，甚至，纵容自己一下，将电话机搁开，让心灵卸下沉重的外衣。在这短暂而安静的欢愉中，让心灵放松。

❤ 抛弃"执着"

佛教认为，"执着"是一切痛苦的根源，而破除这种习气正是自在解脱的路径。这个世界超乎我们控制的事情远远多过我们所能控制的，学会"放下"不仅是对他人的宽容，更是对自己的宽容。人生成长的智慧就在于在一步步的探索中，更多地了解哪些是自己可以接受的，哪些是不能承受的，要学会放下，自己何苦难为了自己呢。

❤ 停止抱怨

抱怨是容易的，它能带来轻松和快感，犹如乘舟顺流而下，那是因为我们是在顺应自己负面思考的天性。而停止抱怨，改用积极的态度去欣赏事物美好光明的一面，却需要意志力。不抱怨，任何时候都能享受当下，看到事情的光明面，即使在黑暗中，也可以安享静谧之美。以这样的心态去面对一切，生活会更有乐趣。

❤ 宽容时间

不要以"想当年我……"的句子开头，不要过分怀旧，倚老卖老。如果你经常这样说，大家就会以看一个有着许多历史故事的老人家的眼光看你。然后，你就真的老了。怨念是非常强大的力量。有时我们的态度就能决定一切。如果你总是不承认时间的力量，不接受身体的衰老，这种态度就会影响你的心情。衰老是正常的过程，用积极的态度来对待它，也许能让我们的心态变得更年轻。拥抱生活吧，每个人都会老去，但我们依然是幸运的。

四、定期情绪大扫除

生命是一种节奏：白天与黑夜、热与冷、乌云与晴朗……而女人对生命节奏的感知尤为敏锐、细腻，这就注定了她们的情绪时而升起，时而跌落，时而充满自信，时而像被掏空了一样虚弱烦躁。遇到这种情况不要害怕，要学会情绪大扫除，走出情绪的低谷。

不要压抑消极情绪

很多女性特别看重自己的外在形象，为了维护形象，有了消极的感受也拼命压抑。但我们除了感受快乐、信任等积极情绪，也要承受生气、忧愁等消极感觉，尤其这个年龄的女性，承担的角色很多，压力很大，当感觉到不好的情绪时，要设法发泄出去。

寻找合适的交流对象

女人在情绪低落时，不妨找个合适的倾诉对象，与年龄相仿的朋友谈一谈，把心中的苦闷发泄出来，第二天又是个阳光灿烂的日子！

学会跟自己说心事

跟自己说话是最为安全的发泄苦闷的方式，非常有效！对心中那个自己说话也一样有效，只要把声音释放出来就行。心理学家指出："当你想要和自己说些什么的时候，通常心理上已经产生了一种应激反应，可以中和不良的情绪。"

真正能温暖自己的还是自己的体温。"和自己说话"与"事事都向别人倾诉"相比，前者显然能够使你的隐私得到保证，为自己留有更多的私人空间。所以，在你找不到倾诉的对象时，不妨试着和自己说说烦恼。

做你真正喜欢做的事

心中烦恼时，你可以睡觉、唱歌、跳舞、购物、运动、打球……你可以留意一下，自己什么时候压力较大，什么时间又心情舒畅。如果你发现你在购物的时候没有压力的话，那么你就可以用购物来替代烦闷时的事情；如果发现和家人在一起可以心情舒畅，那在烦恼的时候就多和家人相处。

与宠物分享秘密

宠物不仅仅是充满爱心的玩伴，特别是当你无人倾诉时，宠物绝对是一个最佳的听众，是你的"情绪垃圾桶"，它们虽然不会像军师那样为你出谋划策，可也不会影响你的判断力，绝对会为你保守秘密。

宠物会对你的情绪真正做到感同身受，甚至表现更多的肢体语言，例如舔你的手，给你多一些安慰，让你感受到舒心和放松。研究发现，面对宠物，女人更容易发泄自己的郁闷痛苦，达到情绪调节和心理减压的最佳状态。

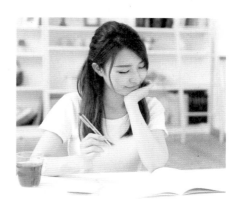

把烦恼写出来

研究证实，连续6周用书写的方式倾诉压力和烦恼，人的心态会明显变得积极，抗压能力得到明显提高，甚至免疫力也有所提升！

很多时候烦恼太多，是因为大脑中积聚了许多不准确、不完整以及缺乏理智的负面信息，脑内的思维不足以缓解。如果把这些烦恼写成一篇日记，那么你很快就会发现，你的烦恼已经消减了一大半；全部写完，一些让你纠结很久的事情，也没有那么严重了！

写感受的过程中，你会对整个事情进行完整的思考，所以在写完之后，烦恼就被留在了日记中，而你则感到已经没有必要再"想起"这件事。

五、食疗调理情绪更安全

女性天生柔弱，又敏感细腻，很容易情绪起起落落。但在我们日常的食物中，很多都含有让女人美丽、健康和开心的成分，一般的养心安神调养，在家就能预防和治疗。

养心安神的小偏方

百合养神方

百合24克，青龙齿9克，生龙骨11克，琥珀粉3克（分冲），炙甘草6克，淮小麦15克，红枣5枚。以水煎服，每日1剂，早晚各1次，7日为1个疗程。此方有养心安神的作用。

芹菜枣仁汤

鲜芹菜90克，酸枣仁8克。将芹菜洗净切段，酸枣仁洗净，加适量水共煮为汤，弃去芹菜和酸枣仁渣饮汤。此为1日量，分中午饭后和晚上临睡前2次分服。此方有平肝清热、养心安神的功效。

百合枣龟汤

龟肉50克，百合15克，红枣10枚，盐适量。龟肉洗净切块，红枣洗净去核，掰成两半。龟肉、红枣、百合一同下入锅中，加入适量清水，待沸腾后转小火煮至龟肉熟烂即可，加入盐调味，饮汤食肉。此为1日量，分2次食用。此方有滋阴养血、补心益肾的功效。

养阴润燥的小偏方

菊花枸杞茶

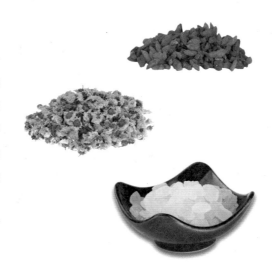

干菊花5朵，枸杞子10克，冰糖少量。把菊花、枸杞子用水稍稍洗下，锅里放清水5碗，把洗好的菊花、枸杞子和冰糖一起放到锅里，煮开，转小火再煮5分钟后，熄火。如果有密筛网的话，把菊花和枸杞子过滤掉，口感会更好些。每日饮3次，可代茶饮。**此方疏风平肝、补虚安神。**

红枣猪心粥

猪心1具，红枣15枚，粳米、浮小麦各50克，酸枣仁20克，枸杞子15克。先将浮小麦、酸枣仁用水煎至500毫升，去掉残渣，加入粳米、猪心、红枣、枸杞子，煮成粥即可。每天1~2次。**此方滋阴补血、养心益脾。**

冰糖炖海参

海参30克，冰糖适量。在锅内加入清水将海参炖烂，再加上适量冰糖，等冰糖溶解即可出锅。以早饭前空腹吃为宜，每天1次。**此方补肾益精、养血润燥、滋阴健阳。**

除烦解忧的小偏方

枸杞红枣汤

枸杞子10克，桑葚子10克，红枣10枚，冰糖1匙。水煎服，早晚各1次，连服7天即见效。**此方补中益气、滋阴补阳。**

山楂酒

山楂、白糖各适量。将鲜山楂洗净，去核，捣碎，存放于大口瓶内，加白糖，封严，以后时常搅拌使其均匀，经1~2个月即发酵成山楂酒，再用纱布挤压，过滤即成。每天服1小杯。**容易精神焦虑者可坚持饮用此方。**

银莲汤

水发银耳100克，莲子15克，冰糖适量。用温水浸泡莲子至发软；洗净银耳，将其择成小朵，放入砂锅加水煮20~35分钟，酌加冰糖(糖尿病患者可不加)调味即可。每日1剂，分2次食用。**本方具有安神宁心、滋阴除烦的功效。**

龙眼酒

龙眼肉100克，60度白酒400毫升。将龙眼肉放在细口瓶内，加入白酒，密封瓶口，每日振摇1次，半个月后可饮用。每日2次，每次10~20毫升。**此方适用于虚劳衰弱、焦虑等症。**

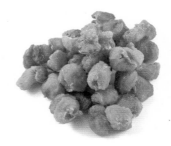

六、艾灸静心不显老

　　"灸治百病"，艾灸具有奇特的保健、养生、美容的功效。用艾条温和灸或工具灸等方法方便易行，不会出现直接灸所要承受的痛苦以及灸疮瘢痕。女性朋友不妨在空闲时灸一灸，让自己的内心安静下来，心境好，人也更显年轻。

宁心平气的艾灸法

取穴精要：

厥阴俞穴： 在背部，第四胸椎棘突下，旁开1.5寸处。艾灸此穴能使胸部伸张，使怯弱性格者缓解紧张，增加自信，帮助克服懦弱的性格。

心俞穴： 在背部，第五胸椎棘突下，两侧旁开1.5寸处。艾灸此穴能补益心经的气血，达到宁心之功效。

肝俞穴： 在背部，第九胸椎棘突下，旁开1.5寸处。艾灸此穴能平气疏肝。

神门穴： 在腕部，腕掌侧横纹尺侧端，尺侧腕屈肌腱的桡侧凹陷处。艾灸此穴能补益心经气血，让心充满活力，并为心脏搏动提供能量来源。

取穴技巧

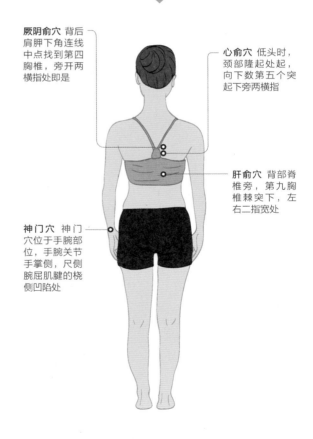

厥阴俞穴 背后肩胛下角连线中点找到第四胸椎，旁开两横指处即是

心俞穴 低头时，颈部隆起处起，向下数第五个突起下旁两横指

肝俞穴 背部脊椎旁，第九胸椎棘突下，左右二指宽处

神门穴 神门穴位于手腕部位，手腕关节手掌侧，尺侧腕屈肌腱的桡侧凹陷处

疗法：有烟艾条灸

疗效指数：★★★★☆	环保指数：★★★☆☆
便利指数：★★★☆☆	安全指数：★★★★☆

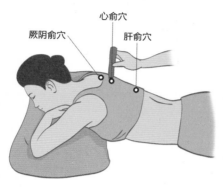

厥阴俞穴　心俞穴　肝俞穴

步骤①：俯卧位，背部按摩，拇指重点按摩心俞穴、肝俞穴、厥阴俞穴、神门穴，每穴5分钟左右。

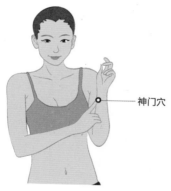

神门穴

步骤②：依次用艾条灸心俞穴、肝俞穴、厥阴俞穴、神门穴，每穴5~10分钟。

 操作要领

▶① 按摩穴位的同时用酒精灯点燃艾条。
② 注意观察受灸者对温度的反应，并适时调整。
③ 注意随时清理艾条上的艾灰，以免掉落烫伤受灸者。
④ 手法上采用定点温灸、回旋灸、雀啄灸配合运用。
⑤ 每穴以皮肤红润为度。

疏肝泻火的艾灸法

取穴精要：

行间穴： 足背侧，第一、二趾间，趾蹼缘的后方赤白肉际处。艾灸此穴有泄肝火、疏气滞的作用，能调节心情，保持愉快的情绪。

心俞穴： 在背部，第五胸椎棘突下，两侧旁开1.5寸处。艾灸此穴能补益心经的气血，达到宁心静气之功效。

肝俞穴： 在背部，第九胸椎棘突下，旁开1.5寸处。肝主疏泄，艾灸此穴能促进脾胃消化吸收和体内营养输送。

神门穴： 仰掌，在腕部腕掌侧横纹尺侧（内侧）端，尺侧腕屈肌的桡侧凹陷处。艾灸此穴能补益心经气血，让心充满活力，并为心脏搏动提供能量来源。

取穴技巧

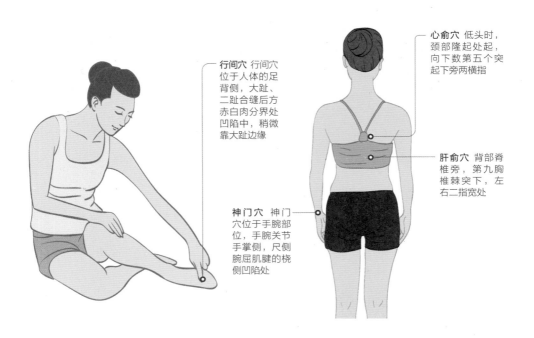

行间穴 行间穴位于人体的足背侧，大趾、二趾合缝后方赤白肉分界处凹陷中，稍微靠大趾边缘

神门穴 神门穴位于手腕部位，手腕关节手掌侧，尺侧腕屈肌腱的桡侧凹陷处

心俞穴 低头时，颈部隆起处起，向下数第五个突起下旁两横指

肝俞穴 背部脊椎旁，第九胸椎棘突下，左右二指宽处

疗法：有烟艾条灸

疗效指数：★★★☆☆　环保指数：★★★☆☆
便利指数：★★☆☆☆　安全指数：★★★★☆

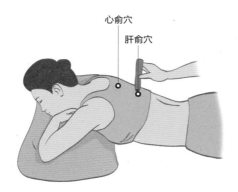

心俞穴
肝俞穴

步骤①： 俯卧位，拇指按摩肝俞穴、心俞穴，每穴5分钟左右。之后依次用艾条灸肝俞穴、心俞穴，每穴5~10分钟。

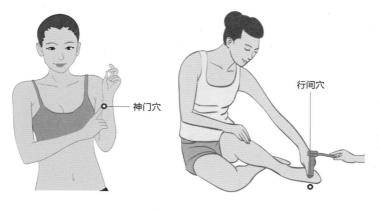

神门穴

行间穴

步骤②： 拇指按摩行间穴、神门穴，每穴5分钟左右。依次用艾条灸行间穴、神门穴，每穴5~10分钟。

 操作要领

▶ ① 按摩穴位的同时用酒精灯点燃艾条。
② 注意观察受灸者对温度的反应，并适时调整。
③ 注意随时清理艾条上的艾灰，以免掉落烫伤受灸者。
④ 手法上采用定点温灸、回旋灸、雀啄灸配合运用。
⑤ 每穴以皮肤红润为度。

七、瑜伽让女人重归宁和

瑜伽讲究由内而外的放松，能在一呼一吸间减轻压力，帮助我们找到自己的宁静点。静静地感受每一次呼吸的过程和长度，再加上它缓慢的动作，足以让我们重归平和、宁静，重新拥有强大而睿智的美丽心灵。

瑜伽攻略：战士三式

双臂上举的动作，让所有的压力和疲惫都随着向上伸展的动作，集中在手臂上。然后单腿抬起，手臂前伸，感觉种种心灵的负担也随着血液一起流向指尖，然后从指缝中溜走。双眼凝视指尖，将自己的注意力集中于此，分散压力感，安静地享受简单的快乐。

最佳练习时间：
下午1点
最佳练习次数：2次
方便系数：★ ★ ★
呼吸方式：腹式呼吸
禁忌人群：身体重心不稳、平衡感太差的人

🌸 练习要诀

▶练习时不要将身体重心放在脚跟上，这样会影响脊椎的弹性，还会导致胃部突出，甚至降低身体的敏锐度，应该把注意力放在身体的均衡伸展上。

步骤①： 基本站姿，双腿伸直并拢，双臂自然垂于体侧。

步骤②： 吸气，双臂高举过头顶，双手合十，拇指相扣，双臂向上夹紧双耳，右腿微微后移，脚尖点地。

步骤③： 呼气，上半身向前倾，双臂向前伸展。右腿抬至与地面平行，保持2~3次自然呼吸，还原，换另一条腿练习。

瑜伽攻略：鸽子式

鸽子式是个多功效体式，它身体侧弯的动作能作用于肾上腺、胰腺、性腺及卵巢，胸腔前推的动作能刺激胸腺、拉伸腋下淋巴。通过按摩这些腺体和淋巴，能调整内分泌，减少因内分泌不平衡引起的抑郁；还能活化脊椎，补养和安抚神经系统，进一步帮助缓解抑郁。

最佳练习时间：
上午9点、下午3点
最佳练习次数：2次
方便系数：★★★
呼吸方式：腹式呼吸
禁忌人群：患有严重腰椎病或颈椎病的人

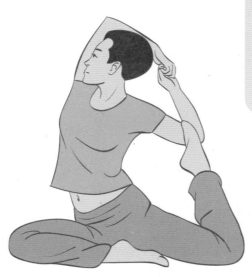

 练习要诀

▶ 如果无法让双手在脑后相扣，可以用毛巾套住脚踝，然后双手抓住毛巾的两端，感受到胸腔和脊椎的伸展即可。千万不要勉强自己完成，否则会使手臂及腰椎受伤。

步骤①： 正坐，双腿并拢，腰背挺直，双臂放在身体两侧，指尖触地。

步骤②： 吸气，右腿向右侧打开，右手指尖触及右膝前侧的地面。

步骤③： 呼气，弯曲右腿，右脚脚后跟收至会阴处，左腿向左侧打开。

步骤④： 吸气，用左肘弯套住左脚。使左脚跟靠近腰间。

步骤⑤： 伸出右手，与左手于胸侧十指相扣。

步骤⑥： 呼气，右手绕至脑后，与左手相扣，胸腔前推，眼睛看向右上方。保持数秒，身体还原，换另一侧练习。

瑜伽攻略：单腿平衡式

从足部到腿部，分布着足阳明胃经、足太阴脾经、足太阳膀胱经、足少阴肾经、足少阳胆经、足厥阴肝经，因此在疏通腿部经络的同时，也会对心脏造成刺激，对提高心脏功能有明显的作用。

最佳练习时间：
午后2点、傍晚6点
最佳练习次数：2次
方便系数：★★★★★
呼吸方式：腹式呼吸
禁忌人群：平衡感太差的人

❀ 练习要诀

▶身体不要左右摇摆，如果不能尽快找到平衡点，可将动作放缓，或靠着墙壁、柱子练习。

步骤①： 基本站姿，双腿伸直并拢，双臂自然垂于体侧。

步骤②： 吸气，左臂打开至与地面平行，弯曲右膝，右手拇指、食指和中指勾住右脚大脚趾。

步骤③： 呼气，右腿伸直至与地面平行，右手依然勾住右脚大脚趾。

步骤④： 吸气，右手勾住右脚大脚趾，并使右腿抬高，同时向右侧转90°，双臂呈一条直线，双腿和双臂在一个平面内。保持数秒，呼气还原，换另一条腿练习。

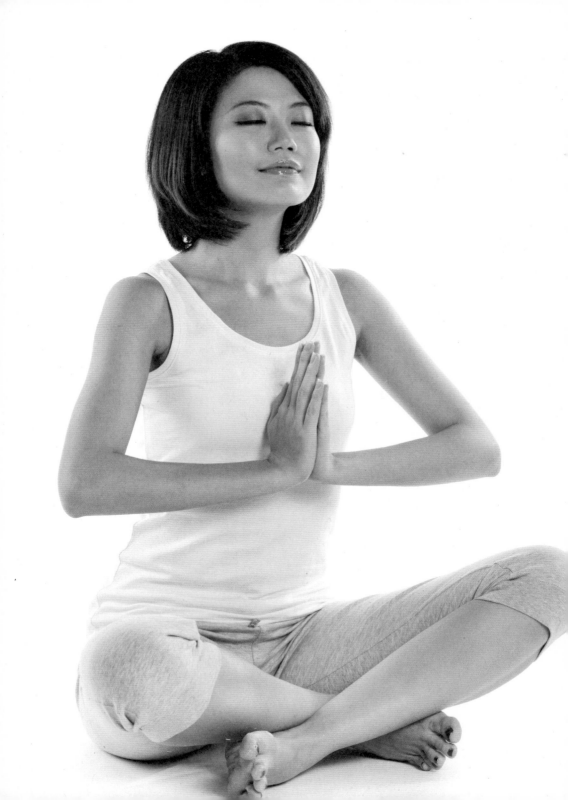

第十章

慢下来的后半生

人生本就是一道加减题，
40岁以前做加法，事业与成功多多益善；
40岁以后做减法，减去一些奢侈的欲望和没有价值
的身外之物。
生活简单了，内心反而丰富了，
从容静坐在流年里，
捻一抹心香，执一盏清茗，
携一抹阳光，笑看红尘过往，
尽览生活美景，领略人生的醇酿。

一、慢下来是一种选择

吃饭快、走路快、说话快、做事快，就连骂人也快……你是不是正在过这种生活？快节奏不断催生新压力，压力又制造紧张、焦虑和烦闷等，由此带来一系列健康问题，让我们疲惫不堪。其实不妨适当放慢生活节奏，让自己生活得从容、安逸些，享受每一个慢下来的瞬间，让心情归于平和、宁静，让生活更加惬意、舒适。

慢下来是一种有意识的选择，它指向对生活更加深刻的认识和更高层次的幸福。

少用手机，脱离网络

手机给我们带来了很大便利，缩短了人与人之间的距离，但同时也给我们带来了紧张、忙碌。没完没了的电话、应接不暇的信息让我们成了"手机党"，吃饭、坐车都在刷手机，不肯抬头与身边的人交谈一句，明知道累，就是无法与它隔离。所以，不妨该关机就关机，更重要的是，在可能的情况下，别带着它。

多关注身边的人

我们常常被工作、压力和心底的欲望压得抬不起头，却很少花时间与朋友、家人在一起，或者和他们一起时被别的事分心。但是在有意识的努力下，你可以关闭外部的世界，把握住当前和与你在一起的朋友、家人共享时光。

有意识地慢慢做事

慢下来，是一种沉下心来做事的心态。很重要的一点就是注意力集中，以一个慢姿态沉浸于事情本身，把慢功夫花在真正重要的问题上。懂得慢下来的人，注重的是做事的质，而不是做事的量。

听听优美的乐曲

音乐是不可或缺的精神食粮，优美的乐曲能使我们精神放松，心情愉快，令大脑得到放松，身体得到休息。所以，在闲暇时多听听音乐，在欣赏艺术的同时换来身心的健康。

学会呼吸

当你发现自己节奏变快、压力变大的时候，暂停工作，做几个深呼吸。真实地感觉空气进入你的身体，压力跑出来。全身心地关注每一次呼吸，你可以将自己拉回到当前，让自己慢下来。

出去游玩

大部分人的大多时间都被关在家里、办公室里，很少有机会外出，就算外出，也在看手机。改变一下，花些时间外出，真正地观察大自然，在新鲜的空气里做一个深呼吸，享受水流和绿色的宁静。找一些喜欢的户外活动，比如散步、远足、游泳等，感受水流、风和泥土触摸你皮肤的感觉。

其实有时候让人感觉慢不下来的不是生活的逼迫，而是我们内心的浮躁，当你用一种豁达、平和、淡泊和宽容的心态去面对生活时，生活也会变得有条不紊。更年期的女性经过了生活中的许多风风雨雨，更应该稍微停下来，放松地工作、愉快地休闲、从容地交际，你会发现，幸福就在身边，随时等候你的光临！

二、慢生活更精彩

中年女性上有老下有小，肩挑事业、家庭两副重担，责任心和使命感促使她们废寝忘食、疲于奔命。但她们中不少人处于疾病状态，更多的处于亚健康状态。许多人是前40年拼命挣钱，后40年花钱买命。

终日劳碌，却没有时间去欣赏人生的美好，无法享受春阳暖洋洋的舒适，无法体会休闲优游的美好时光，不能不说是人生的一大缺憾。生活的目的不是为了囤积钱，而是工作和享受生活两不误。放弃忙忙碌碌的生活，转而过一种相对较慢的生活方式，对身心而言，对生活质量而言，对生命而言，也许比事业成功、加官晋爵更有意义。

更年期是一个非常特殊的时期，需要面对很多生理上的问题，会导致身体上的不适，心理上的焦躁烦乱等。适当放慢生活的节奏，使人处在一种从容不迫的生活状态里。情绪的放松，对减轻身体上的不适症状非常有好处，像更年期潮红、心悸等，跟情绪的紧张与否有很大的关系。

慢生活的真谛

慢生活并不是速度上的绝对慢，而是一种回归自然、轻松和谐的意境，是一种积极的生活方式，是一种健康的心理状态，是一种富得充实、穷得快乐的生活状态，是一种安排好生活和工作的能力，也是一种对有限生命资源的保护和储备。

慢生活不是支持懒惰，放慢生活节奏，也不是拖延时间，而是放慢生活的脚步，慢慢咀嚼生活的每一个瞬间，让人们在工作和生活之间找到平衡。

慢生活提醒人们不要透支健康拼人生，强调节奏，有劳有逸，一张一弛。工作要做，但闲暇不能放弃，做事计划性强一些，清理不必要的应酬，提高生活效率。

　　放慢生活节奏，也许会损失金钱，却丰富了生命。太过实际、看重金钱的人，永远只会被生活所累，却看不到生活中精彩动人的细节。

减慢速度，活得更精彩

　　人生不过短短几十年，在有限的时空中去感受无限的世界，每个人都必须做出选择：选择自己最渴望的，舍弃那些不重要的；选择自己最合适的，放弃那些能力所不及的。这是一种选择，也是一种智慧。要学会减慢心灵的速度，以闲适的心态面对生活，才能活得精彩、活得健康。

慢生活让心理更健康

　　长期生活在紧张的状态中，没有人可以倾诉烦恼，生活不规律且节奏太快，很容易引发忧郁症。人一旦慢下来，就能有更多的时间品味生活，丰富阅历，达到减压的目的。

慢生活促进生理健康

　　压力导致人体产生大量的肾上腺素和肾上腺皮质激素，它们通过动脉传遍全身，使感官、神经系统、免疫系统、肌肉等都出现紧张反应。时间一长就会出现失眠、健忘、噩梦频繁、焦虑等现象。慢下来可以让压力降低，神经和内分泌系统恢复正常，同时避免体能的过分消耗。

慢生活让人适应退休生活

　　如果一个人长期处于紧张状态下,身体就会习惯这种状态。一旦紧张因素消失，对身体来说就是一种反常现象，肾上腺素就大量减少，使器官失控，导致各种疾病。比如很多平常忙碌的人在度假的时候反而容易病倒；有些人工作时没事，退休之后反而突发心肌梗死等。慢生活让人调整生活节奏，平稳过渡到退休生活。

三、有效率地慢慢工作

一只小老鼠拼命地奔跑，乌鸦问它："小老鼠，你干嘛跑得那么急？歇歇脚吧。"

"我不能歇。我急着看看这条路的尽头是什么模样。"小老鼠回答说。

乌龟见了，问道："你干嘛跑这么急？来晒晒太阳吧。"

"不行。我急着跑到这条路的尽头，看看究竟是什么模样。"老鼠回答。

一路上，小老鼠拼命奔跑，不敢停歇，直到有一天它终于跑到了尽头，碰到了一棵大树桩，停了下来。"原来路的尽头就是一棵树桩啊！真没劲！"小老鼠叹息道，"早知这样，好好欣赏欣赏沿途的风景，该有多好啊！"

小老鼠后悔了，但这时它已经老得跑不动了，甚至连眼皮都抬不起来了。想来碌碌一生，只顾奔跑，却无暇享受生活，真是追悔莫及！

做到工作健康两不误

不光对待生活要慢节奏，对待工作也需要用一种徐缓的"慢"态度。对于慢工作，很多人都会迷惑不解：我们的工作需要保质保量，保持正常进度，有时为了完成任务，还需要加班加点！只有忙碌才能出成绩，怎么还能把它慢下来呢？

正所谓"慢工出细活儿"，快并不代表效率高，有效率地慢慢工作，不仅不会妨碍你做出一番成就，还会让你收获健康，收获更丰富更精彩的人生。

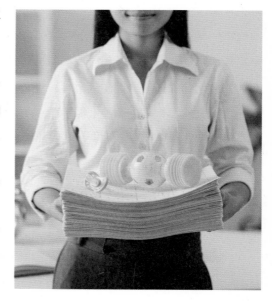

❤ 做好工作计划

"慢工作"就要提前做好计划，每天做什么、做多少都计划好，避免重复性的工作，提高工作效率。

❤ 快乐工作

为了快乐和兴趣工作，工作起来会很投入，把整个身心沉浸在里面，没有熬时间和"磨洋工"的念头，没有抱怨和心理负担。因此，工作起来很自然轻松，效率也高。

❤ 按时进餐

该就餐的时间就去吃饭，不要因为忙于工作顾不上吃饭，不用汉堡、方便面代替工作餐，不能亏待自己的胃，一定要吃得营养又丰富。

❤ 办公室里用小器材健身

哑铃、健腹轮、指力扣、跳绳这些健身小器材是慢工作一族的秘密武器。

❤ 做眼睛保健操

长时间使用电脑的脑力工作者，非常有必要在工作的过程做做眼保健操，至少要揉一揉眼睛。就只是那么简单地慢一下，不但不会影响工作，眼睛舒服了、脑子清醒了，工作效率还会更高。

❤ 连续工作不要超过2小时

连续2小时保持同一姿势，得颈椎病和痔疮的概率就会大大增加。所以，在办公室里要多动，坐着工作一2小时，习惯性地站起来走动走动，或是向窗外极目远眺2分钟，或是做几个深蹲起立、伸懒腰的动作，身体舒展开了，又会斗志昂扬地去面对接下来的工作。

四、享受慢慢吃饭的幸福

在我们的生活中，吃饭应该是一个很享受的过程。吃饭是与美食恋爱，是一个缓缓而来的优雅过程。狼吞虎咽是填饱胃，那是对胃的粗暴侵略。这样的饮食填饱了肚子，却失去了饮食的乐趣，也不利于消化吸收。我们的生活提速了，吃饭也提速了，成了一种简单重复的机械动作，毫无美感，更无生活的诗意。

慢饮食，与美食恋爱

慢饮食是缓慢的、健康的、时尚的，能让我们在细细品味的同时更好地吸收营养。慢下来的生活，慢慢吃饭，是对生活本身最大的尊重和热爱。

减少肠胃伤害

狼吞虎咽式的吃饭方式，容易导致积食，肠胃负担加重，减缓肠道蠕动速度。长此以往，容易因消化不良而导致各种肠道疾病的发生。如果慢慢吃的话，能够让食物更好地被消化和吸收，不至于停留在肠道中造成堵塞。

避免过量饮食

吃饭慢能够有效减少食物的摄入量，避免过量饮食导致肠道疾病出现。人只有在饥饿的时候才会进食，而这时恰好是食欲最旺盛的时期，为了防止饮食过量造成肠胃负担，慢慢吃饭是最好的方法，因为大脑神经接收饱腹感信号通常需要15～20分钟的时间。

控制体重

吃饭慢不仅能够避免过量饮食，还能达到控制体重的神奇功效。不必惊讶！因为一个人的食物摄入减少了，脂肪自然不易囤积，体重也随之下降。

更注重饮食的质量

吃饭快的人往往不会在意食物的美味与否，认为只要能填饱肚子就行了。相反，吃饭慢的人懂得精挑细选，选择一些营养价值高的食物来作为自己餐桌上的美味，既享受了食物的美味和乐趣，又不失营养和健康，一举两得，何乐而不为呢。

益长寿，利美容

缓慢咀嚼，耐心品味，可使唾液分泌增加。中医称唾液为"金津玉液"，有益长寿。慢吃可使食物温度下降，不会烫坏食管和口腔黏膜，防止因反复灼伤消化道而产生恶变。口腔的运动受大脑指挥，反过来又有信号不断刺激大脑，增强大脑皮质的功能。咀嚼运动使面部和口腔、咽部诸多肌肉锻炼，有利于美容。肝硬化的患者容易并发消化道静脉曲张，如咀嚼不细，粗糙的食物容易划破血管，引起大出血。对于消化道有慢性疾病的人，必须养成细嚼慢咽的好习惯。

帮助消化

食物在口腔中咀嚼的过程，能够与唾液结合生成唾液淀粉酶。而这种物质恰恰是促进消化的重要物质。如果吃得太快，容易造成唾液淀粉酶不足，食物中的淀粉无法充分消化吸收，造成大量营养流失。

防止胃灼热和胃食管反流

快速进食容易导致食管反流或胃灼热，因为进食速度过快很大程度上会影响食物在胃肠内的消化。当大量的食物无法完全被消化时，就会出现上述症状。这样不仅严重损害胃肠健康，长此以往，还会诱发更多的疾病，有百害而无一利。

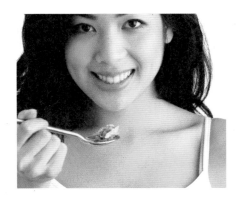

五、调节身心的慢运动

一说起运动，人们本能地把它和速度、强度等激烈、奔放的字眼联系起来，脑海中会马上浮现操场上大汗淋漓的奔跑、球场上疯狂的追逐的场景。但运动的本质，并不是密集又高强度的训练。运动的目标也并不是为了更疲惫，而是更健康。

"慢运动"指的是慢速度、慢动作组合而成的休闲运动。研究发现，生命并不在于拼命运动，而是要放慢节奏。慢运动不但能舒活筋骨，还能帮助排解烦恼、收获心灵的宁静。只要锻炼到位，慢运动一样有很好的健身效果。比如太极、健走、普拉提和瑜伽都是可以调节身心的慢运动。

太极拳

太极拳的动作缓慢、呼吸深长，练习时要求思想高度集中，排除杂念，动中求静。练太极拳可以匀速地促进身体血液循环，增强脏腑功能，着重锻炼身体的柔韧性和平衡性，能减轻心脏的负担，降低血压，缓解身心的压力，锻炼身体的效果极好。

瑜伽

练习瑜伽可以促进血液循环，按摩五脏六腑，让身体和心灵同时放松，让人慢慢沉浸于一种美好的思考中。

瑜伽姿势和技巧主要包括了调身的体位法、调息的呼吸法、调心的冥想法等，通过练习可以调节人们的生理、心理，是一种达到身体与精神和谐统一的运动方式，可达到身心的合一。练习瑜伽能健康身体、改善情绪、平衡心态，一举多得！

普拉提

普拉提主要是通过一些速度缓慢的动作，来使人较长时间地控制肌肉，也可以说是一种肌肉的深层练习。它能提高身体的平衡性与协调力，减少关节的疼痛僵硬，具有很好的塑身功效，可以提升一个人的精神面貌和活力。

尤其是腰间有赘肉的朋友，可以多来练习一下普拉提。记得腿尽量往远处伸展一些，调节好呼吸。还可以想象一下，自己的身体越来越舒展了，头马上就要顶到天花板了。最好放着优美的音乐，没有压力，也没有烦躁。

健走

健走运动非常简单，是介于散步和竞走之间的运动方式。通过大步、快速地行走，使经络得到舒展，神经系统的活动得到调节，身体各种激素分泌得到调整，让心情更加愉悦。同时，加速新陈代谢，肢体的平衡性也得到提高。健走时，身体60%以上的肌肉参与了活动，相应的骨骼、韧带、神经末梢也参与到运动中来。

这种有氧健运动没有太多的技巧与套路，也不受年龄、性别和体力的限制，是一种低投入、高产出的身体运动。每天坚持健走30~45分钟，既可保持身体关节的灵活性、预防骨质疏松，还可以维持心肺功能的健康状态。

六、艾灸的慢调理

"针之不为，灸之所宜。"古人很早就用艾灸调和阴阳、温通经络的作用来治病。艾灸具有效果明显、简便易行、经济实用等优点，一直深受人们的青睐。现在将艾灸排毒调养、舒经理气的方法教给大家，这样自己在家做一做，方便又轻松。

排毒调养的艾灸法

取穴精要：

天枢穴： 在腹部，肚脐两侧旁开2寸处。艾灸此穴能够将体内毒素及时排出，并对治疗便秘、腹泻、肠鸣等病症有很好的效果。

支沟穴： 在前臂后区，腕背侧远端横纹上3寸，尺骨与桡骨间隙中点。此穴为治疗便秘的经验效穴，经常艾灸此穴还可治疗其他消化系统疾病，如腹痛、呕吐、泄泻等症。

大肠俞穴： 在腰部，第四腰椎棘突下，旁开1.5寸处。艾灸此穴能理气降逆，调和肠胃。

长强穴： 尾骨尖下，尾骨尖端与肛门的中点。艾灸此穴能有效治疗便秘，让体内毒素及时排出体外。

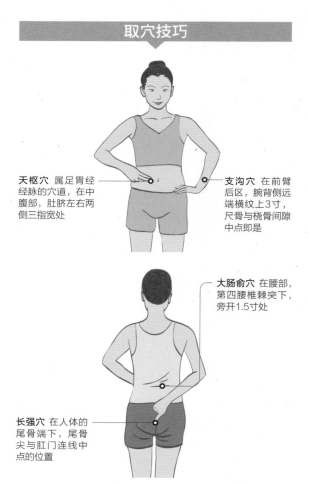

取穴技巧

天枢穴 属足胃经经脉的穴道，在中腹部，肚脐左右两侧三指宽处

支沟穴 在前臂后区，腕背侧远端横纹上3寸，尺骨与桡骨间隙中点即是

大肠俞穴 在腰部，第四腰椎棘突下，旁开1.5寸处

长强穴 在人体的尾骨端下，尾骨尖与肛门连线中点的位置

疗法：有烟艾条灸

疗效指数：★★★★☆　环保指数：★★★☆☆
便利指数：★★★☆☆　安全指数：★★★★☆

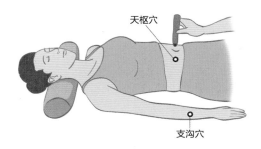

天枢穴

支沟穴

步骤①： 拇指按摩天枢穴、支沟穴，每穴5分钟左右。之后依次用艾条灸天枢穴、支沟穴，每穴5~10分钟。

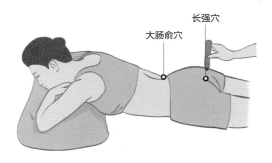

长强穴

大肠俞穴

步骤②： 俯卧位，拇指按摩长强穴、大肠俞穴，每穴5分钟左右。之后用艾条灸长强穴、大肠俞穴，每穴5~10分钟。

 操作要领

▶① 按摩穴位的同时用酒精灯点燃艾条。
② 注意观察受灸者对温度的反应，并适时调整。
③ 注意随时清理艾条上的艾灰，以免掉落烫伤受灸者。
④ 手法上采用定点温灸、回旋灸、雀啄灸配合运用。
⑤ 每穴以皮肤红润为度。

舒经理气的艾灸法

取穴精要：

太冲穴：足背侧，第一跖骨间隙的后方凹陷处。艾灸此穴能泄肝经湿热，通过经络的作用，调和气血，养肝。

肝俞穴：在背部，第九胸椎棘突下，旁开1.5寸处。艾灸此穴能补益肝血、舒经理气。肝脏功能强，则能有效解毒、排毒。

章门穴：在侧腹部，十一肋游离端的下方处。艾灸此穴能够帮助肝疏通气机，维护肝的疏泄正常。

取穴技巧

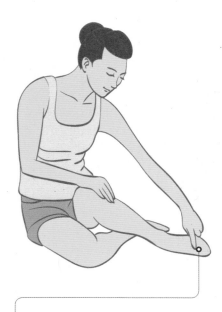

太冲穴 正坐，手指沿脚拇趾、脚次指夹缝向上移压，压至能感觉到动脉映手，即是太冲穴

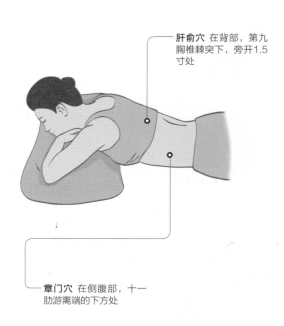

肝俞穴 在背部，第九胸椎棘突下，旁开1.5寸处

章门穴 在侧腹部，十一肋游离端的下方处

疗法：有烟艾条灸

疗效指数：★★★★☆ 环保指数：★★★☆☆
便利指数：★★★☆☆ 安全指数：★★★★☆

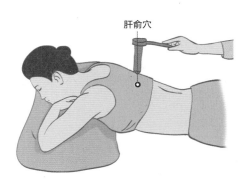

肝俞穴

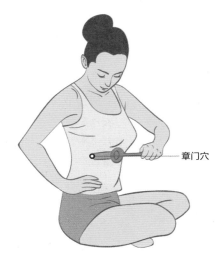

章门穴

步骤①： 俯卧位，拇指按摩肝俞穴5分钟左右。之后用艾条灸肝俞穴5~10分钟。

步骤②： 用艾条灸章门穴、太冲穴，每穴5~10分钟。

 操作要领

▶① 按摩穴位的同时用酒精灯点燃艾条。
② 注意观察受灸者对温度的反应，并适时调整。
③ 注意随时清理艾条上的艾灰，以免掉落烫伤受灸者。
④ 手法上采用定点温灸、回旋灸、雀啄灸配合运用。
⑤ 每穴以皮肤红润为度。

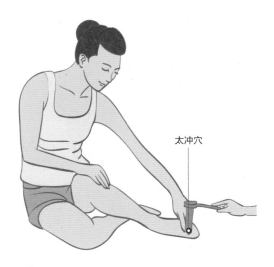

太冲穴

七、瑜伽让我们宁静祥和

瑜伽是一种生活方式，它追求的不仅仅是年轻挺拔的体态和美丽俊俏的容颜，最难能可贵之处在于，它能修炼我们的心灵，使我们能更平和宽容地面对人生。

瑜伽攻略：曼妙蛇身组合

这套瑜伽组合，每一个动作都需要运用腰侧的力量，可通过拉伸、扭转、侧腰来按摩肾脏，刺激肾上腺，以达到使身体放松、减压的目的。此外，这组动作能集中地消除腹部和臀部的脂肪，纠正脊椎的轻微不对称，对调整和改善我们的身体曲线也很有效果。

最佳练习时间：
早上8点，下午5点
最佳练习次数：2次
方便系数：★★★
呼吸方式：腹式呼吸
禁忌人群：低血压、晕眩症患者

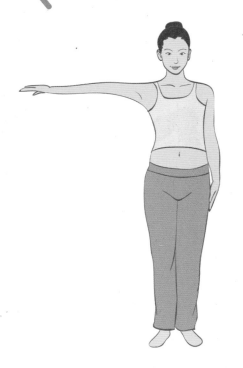

 练习要诀

▶ 可反复多次练习这套组合动作，但动作一定要轻柔、流畅。尽量伸展到自己的极限。练习的时间和强度以身体不感觉疲惫为宜，感到累就休息。

步骤①：基本站姿，双腿伸直并拢，双臂自然垂于体侧。

步骤②：吸气，右臂打开，向右伸展，抬高至与地面平行，掌心朝上。

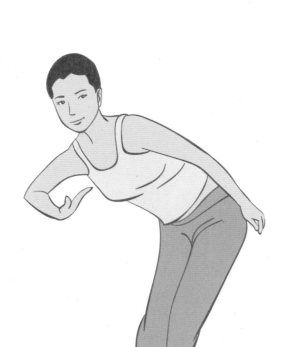

步骤③：屈膝，双膝不要超过脚尖，臀部下沉，身体重心往下移。

步骤④：呼气，胯部向左推出，头部、小腿位置保持不变。

步骤⑤：吸气，弯曲右肘，右手往胸口方向收回，再由腋下向背后推动，保持掌心朝上。

步骤⑥：呼气，右手向后摆动，手掌外翻，指尖朝后，掌心朝上，上半身回复直立姿势。

步骤⑦：身体前倾，双膝不要超过脚尖，保持数秒。

步骤⑧：吸气，右手由腋下原路收回，翻转掌心，指尖向上推动。

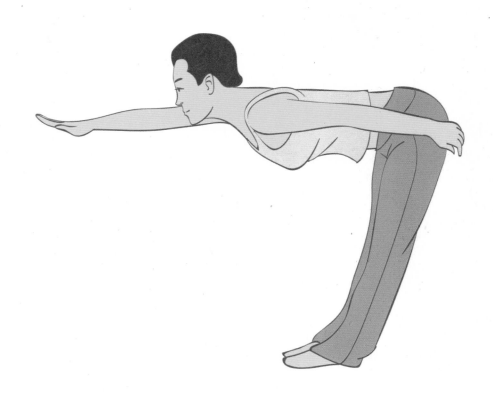

步骤⑨： 掌心面向身体，由指尖带动身体每一个关节向上推动。

步骤⑩： 双腿绷直，身体回复直立站姿，吸气，右臂竖直上举，掌心朝前。

步骤⑪： 呼气，右臂带同身体向前弯曲，直至右臂、头部、背部成一条与地面平行的直线，左臂依然紧贴身体左侧。保持2次自然呼吸。

步骤⑫： 身体继续向前向下弯曲，直至上半身贴向左腿前侧，右手环抱左小腿腿肚，左手轻靠在后腰上。保持数秒，吸气还原，换另一只手练习。

瑜伽攻略：顶峰式

顶峰式让整个脊柱得到放松和伸展，能改善背部及头部的供血及供氧量；它还是一个全身性练习，手臂、臀部、背部和双腿都要参与活动，能加快全身血液循环，有效缓解因血行不畅、代谢缓慢而引起的疲劳。同时，这个体式对颈部的甲状腺造成挤压，能加强其功能，防止因甲状腺功能紊乱而引起的疲劳症状。

最佳练习时间：
上午10点、下午2点
最佳练习次数：2次
方便系数：★ ★ ★
呼吸方式：腹式呼吸
禁忌人群：痢疾、腹泻、高血压和眩晕症患者，孕妇及高度近视者

 练习要诀

▶ 每一次吸气时，尽量伸展脊椎，呼气时，下压双肩，使头顶以及脚后跟尽量触地。如果感觉头部晕眩不适，可以稍稍抬头，扬起下巴。

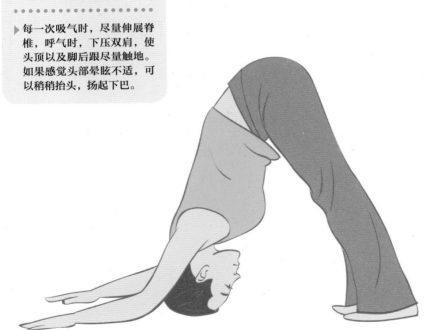

步骤①：身体呈四脚板凳状跪立，双手和双膝着地。双臂、双腿分开与肩同宽，且与地面垂直。
步骤②：吸气，伸直双腿，抬高臀部，使整个身体呈三角形。呼气，肩膀、脚后跟往下压，头顶着地。保持数秒，身体还原至初始姿势。

瑜伽攻略：眩晕调息

现代都市女性的疲劳感，更多的是来自于压力。这种双手搭在双膝上的盘坐姿势能让你迅速进入宁静祥和的状态，再加上深、匀、慢的呼吸方式，能一点点地放松你疲倦的身体和神经。同时，意守眉心，进入专注的瑜伽冥想，能让你抛却所有烦恼和压力，快速平复各种不良情绪，减轻心理疲劳。

最佳练习时间：
晚上9点
最佳练习次数：1次
方便系数：★★★★★
呼吸方式：腹式呼吸
禁忌人群：无

✿ 练习要诀

▶整个过程中微闭双眼，动作一定要缓慢轻柔，抬头时，颈部的仰角不要超过45°，如果无法完成此坐姿，换成适合你的舒服坐姿。

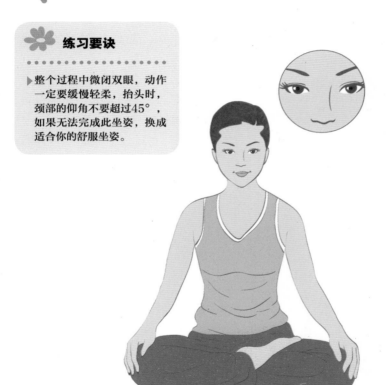

步骤： 坐在地上，弯曲右腿，将右脚放在左大腿上，弯曲左腿，将左脚放在右大腿下，双手搭在双膝上。双眼闭合约90%，抬头，将注意力凝聚在眉心处，缓慢而深长地吸气。然后屏息约3秒，再缓慢而彻底地呼气，低头，使下巴靠近锁骨。